朝日脳活ブックス

思いだしトレーニング
漢字
熟語・ことわざ

朝日新聞出版

はじめに

――漢字の思いだしトレーニングで、錆びない脳をつくる――

テレビをつければ画面下にはテロップが踊り、街に出れば数多の広告・看板があり、新聞やニュースサイトに目を向けることもしばしば。さらには、携帯電話やスマートフォンでメールのやりとり。これほど文字に触れる機会が多くなったにもかかわらず、「あれ、この漢字なんだっけ？」と、知っているはずの漢字が思いだせないと感じることが多くなっていませんか。

年齢を重ねて中高年となり、漢字が書けない、思いだせないというのは、誰もが経験することで、しごく自然なことです。でも、そのままにしておくと、脳はすっかり錆びついて考えることすら面倒になってしまい、老化に拍車をかけることになりかねません。

現代では、「書くこと」が、パソコンや携帯電話・スマートフォンで「打つ＋変換」という作業にとって変わられました。漢字を手で書く習慣がなくなると、脳は漢字を忘れていってしまいます。そんな忘れかけた漢字を思いだしてもらうための本が、この『朝日脳活ブックス　思いだしトレーニング　漢字　熟語・ことわざ』です。何歳になっても脳は、成長することができます。「老化だからしょうがない」とあきらめずに、毎日、少しずつこの本の読み書き問題に取り組んでみてください。「思いだす」という行為を繰り返し実践していくことで、あなたの脳の中に、確かな記憶として漢字が定着していくことでしょう。

本書の使い方

問題は全5章あります。知ってて当たり前の漢字から、漢字検定1級レベルの超難問まで、全968問をご用意しました。解答は、全て問題の次のページに記してあります。問題を解いたら、解答をチェックして自己採点もしてみましょう。

ここで大事なのは、一度の結果で一喜一憂しないことです。ひと通り終えたら、しばらく日を置いて再びチャレンジしてみてください。何度でも繰り返すことで、読めなかった漢字、書けなかった漢字が、驚くほど思いだせるようになります。

では、早速チャレンジして、今のあなたの実力をチェックしてみましょう！

朝日脳活ブックス編集部

もくじ

第2章 なるほど！ ことわざ・慣用句・四字熟語編 全192問

第3章 漢字力に挑戦！ 読めそうで読めない漢字編 全244問

第5章 読めたら自慢できちゃう難問編 全192問

●**表記について**

本書で使用している漢字は、主に平成22年内閣告示の常用漢字表に定められている文字を使用しています。また、一部では正字（旧字体）なども使用しています。

第1章

できれば知っておきたい基本問題編

全178問

第1章では、よく目や耳にする言葉が漢字で表記されています。その読みを答える問題です。ここで出題された漢字は、ある程度読めないと恥をかくことがあるかもしれません。忘れている場合も多いので、じっくりと思いだしてみてください。

漢字実力レベル診断

何問正解できたか採点して、自分の実力をチェックしてみましょう。

150問正解：博　士レベル

120問正解：秀　才レベル

90問正解：一般人レベル

小手調べ問題です。漢字の読みを答えてください。

① 成就	⑤ 梯子	⑨ 進捗	⑬ 算盤
② 相好	⑥ 老舗	⑩ 長刀	⑭ 野点
③ 大枚	⑦ 生粋	⑪ 杓文字	⑮ 雄叫び
④ 出納	⑧ 図星	⑫ 屏風	⑯ 芝生

解答

①
じょうじゅ
物事を成し遂げること。願いがかなうこと。

②
そうごう
顔かたち、表情。「相好をくずす」は、にこにこ顔のこと。

③
たいまい
多額のお金。「大枚をはたく」は、大金を使うこと。

④
すいとう
金銭や物品の出し入れのこと。支出と収入。

⑤
はしご
「梯子を外される」は、仲間が手を引いて孤立すること。

⑥
しにせ
代々同じ商売を続ける店。由緒正しく信用ある店。

⑦
きっすい
まじりけが全くないこと。「生粋の江戸っ子」のように使います。

⑧
ずぼし
的の中心の黒い点のこと。ねらったとおりのところ。急所。

⑨
しんちょく
物事が進みはかどること。「工事の進捗状況」のように使います。

⑩
なぎなた
幅広の刀身に長い柄をつけた武器。弁慶も持っていました。

⑪
しゃもじ
「杓子《しゃくし》」の女性語。ご飯や汁をすくう道具のこと。

⑫
びょうぶ
部屋の仕切りや装飾に使う家具。「風を屏《ふせ》ぐ」からこの名に。

⑬
そろばん
簡単な計算道具。室町時代に中国から伝来したといわれます。

⑭
のだて
野外で茶をたてること。昔は「野掛《のがけ》」といったそうです。

⑮
おたけび
勇ましい叫び声。「雄叫びを上げる」のように使います。

⑯
しばふ
芝が一面に生えている所。「隣の芝生は青い」は世の常です。

小手調べ問題です。漢字の読みを答えてください。

① 固唾	⑤ 些か	⑨ 河馬	⑬ 月代
② 什器	⑥ 浜茄子	⑩ 栗鼠	⑭ 翻す
③ 定款	⑦ 浅蜊	⑪ 高坏	⑮ 沽券
④ 押印	⑧ 口腔	⑫ 半纏	⑯ 奢侈

① **かたず**
緊張しているときなどに口内にたまる唾。「固唾を呑《の》む」。

② **じゅうき**
日常で使用する家具・道具・器物のこと。

③ **ていかん**
会社の組織や規則などを定めた、根本原則のこと。

④ **おういん**
印を押すこと。「署名、押印」とよく使われますね。

⑤ **いささか**
少しのこと。「些《さ》細《さい》な」の「些」ですね。

⑥ **はまなす**
初夏に咲くバラ科の植物。『知床旅情』で歌われたあの花。

⑦ **あさり**
食用の二枚貝。味噌汁、酒蒸し、ボンゴレも美味ですね。

⑧ **こうこう**
医学の世界では「こうくう」とも。口の中のことを指します。

⑨ **かば**
大型の草食ほ乳動物。淡水域にすむので「河馬」の字に。

⑩ **りす**
シマリス、エゾリスのりす。「りっす」から変化しました。

⑪ **たかつき**
食物を盛る高い足つきの台。仏壇のお供えに使います。

⑫ **はんてん**
和服の丈の短いうわっぱり。「祭り半纏」や「綿入れ半纏」など。

⑬ **さかやき**
頭頂の髪を丸く剃《そ》った部分。ちょんまげの下のアレです。

⑭ **ひるがえす**
ものをさっと裏返す、態度を急に変える、風にひらめかす、など。

⑮ **こけん**
不動産の売り渡し証文。人の体面。「沽券に関わる」。

⑯ **しゃし**
度を越したぜいたく、身分不相応な暮らしをすること。

自然にまつわる漢字です。読みを答えてください。

① 氷柱

② 時雨

③ 東雲

④ 陽炎

⑤ 靄

⑥ 凪

⑦ 凩

⑧ 驟雨

⑨ 雹

⑩ 時化

⑪ 朧月

⑫ 山背

⑬ 繁吹き

⑭ 雪庇

⑮ 霙

⑯ 小糠雨

① **つらら**
雨や雪のしずくが凍り、軒先に垂れて柱状になったもの。

② **しぐれ**
晩秋から初冬にかけて、通り雨のようにぱらぱらと降る雨。

③ **しののめ**
夜明け方、東の空にたなびく雲。東の空が明るくなる頃。

④ **かげろう**
晴れた日に、地面から立ちのぼるゆらめき。はかないもの。

⑤ **あられ**
空から降ってくる氷の粒。雪と雹《ひょう》の中間くらいの状態です。

⑥ **なぎ**
風が止んで、海が静かになること。字のままですね。

⑦ **こがらし**
初冬に吹く強い風。「木を枯らす風」ということ。

⑧ **しゅうう**
急に降り出したと思うと、じきにやんでしまう雨。にわか雨。

⑨ **ひょう**
よく雷雨に伴って降る、氷の塊。直径は豆粒から鶏卵くらい。

⑩ **しけ**
暴風雨が続いて海が荒れること。「凪《なぎ》」の反対です。

⑪ **おぼろづき**
春の夜の、ほのかにかすんだ月。「ろうげつ」とも読みます。

⑫ **やませ**
山を越えて吹いてくる風。冷害をもたらすといわれます。

⑬ **しぶき**
細かい粒になって飛び散る水。吹きつける雨は「繁吹き雨」。

⑭ **せっぴ**
山の尾根の風下側に、庇《ひさし》のようにできる雪の吹きだまり。

⑮ **みぞれ**
空中で融《と》けかけて雨まじりに降る雪。「氷雨《ひさめ》」とも。

⑯ **こぬかあめ**
非常に細かい雨。小糠は、米をつくときに出る細かい粉末。

生き物の名前です。正しい漢字を選んでください。

① かたつむり
天牛　蝸牛　牽牛

② むかで
蜈蚣　蚯蚓　螻蛄

③ いたち
狆　貂　鼬

④ いるか
海象　海豚　海豹

⑤ やまあらし
田鼠　樹懶　豪猪

⑥ とかげ
蛇蝎　蜥蜴　蝦蛄

⑦ もぐら
土竜　土筆　土嚢

⑧ となかい
馴鹿　羚羊　山羊

⑨ まむし
蜩　蝮　蠅

①
天牛＝かみきりむし
蝸牛＝かたつむり
牽牛＝けんぎゅう

②
蜈蚣＝むかで
蚯蚓＝みみず
螻蛄＝けら

③
狆＝ちん
貂＝てん
鼬＝いたち

④
海象＝せいうち
海豚＝いるか
海豹＝あざらし

⑤
田鼠＝たねずみ
樹懶＝なまけもの
豪猪＝やまあらし

⑥
蛇蝎＝だかつ
蜥蜴＝とかげ
蝦蛄＝しゃこ

⑦
土竜＝もぐら
土筆＝つくし
土嚢＝どのう

⑧
馴鹿＝となかい
羚羊＝かもしか
山羊＝やぎ

⑨
蜩＝ひぐらし
蝮＝まむし
蠅＝はえ

生き物の名前です。漢字の読みを答えてください。

① 犀	⑤ 溝鼠	⑨ 海獺	⑬ 麝香鹿
② 疣猪	⑥ 守宮	⑩ 鰐	⑭ 川獺
③ 食蟻獣	⑦ 恙虫	⑪ 蟋蟀	⑮ 尨犬
④ 微塵子	⑧ 海驢	⑫ 蝨	⑯ 鴨嘴

①さい
大きな角を持つほ乳類。火を消す習性から「森の消防士」とも。

②いぼいのしし
その名のとおり、顔に大きいイボがあります。泥浴びが大好き！

③ありくい
中南米に生息する、口先が長く細長い舌でアリを食べるほ乳類。

④みじんこ
池や沼にすむ、小さな甲殻類。腕のような触角を使って泳ぎます。

⑤どぶねずみ
世界中に分布。人家の近くの下水溝を好みます。白変種がラット。

⑥やもり
トカゲに似た、は虫類。吸盤状の指先で壁や天井に吸いつきます。

⑦つつがむし
ダニのこと。ツツガムシ病は死に至ることも。ご注意を！

⑧あしか
トドやオットセイの仲間。芸達者な水族館の人気者です。

⑨らっこ
じつはイタチの仲間。ウニやアワビなど高級食材が好きです。

⑩わに
どうもうな、は虫類。するどい歯と大きな尾で獲物を捕らえます。

⑪こおろぎ
秋の虫の代表。古くは、秋に鳴く虫の総称だったそうです。

⑫しらみ
ほ乳類の皮膚に寄生して血を吸う虫。嫌なヤツです…。

⑬じゃこうじか
小型のシカ。雄から採れる香料（麝香＝ムスク）が有名です。

⑭かわうそ
イタチの仲間。水かきがあります。ニホンカワウソは絶滅種に。

⑮むくいぬ
毛がふさふさした犬。「尨」はふさふさの大きな犬を指します。

⑯かものはし
くちばしと水かきがあっても、ほ乳類。珍獣の代表ですね。

植物の名前です。正しい漢字を選んでください。

①すいか
南瓜　胡瓜　西瓜

②ぜんまい
薇　蕨　蕗

③にんにく
辣韮　大蒜　芋茎

④じゅんさい
蓴菜　甜菜　甕菜

⑤たんぽぽ
吾亦紅　向日葵　蒲公英

⑥こんにゃく
慈姑　蒟蒻　独活

⑦おなもみ
巻耳　野老　杜若

⑧かたばみ
酢漿草　狗尾草　延齢草

⑨とまと
蕃茄　茄子　鬼灯

①
南瓜＝かぼちゃ
胡瓜＝きゅうり
西瓜＝すいか

②
薇＝ぜんまい
蕨＝わらび
蕗＝ふき

③
辣韮＝らっきょう
大蒜＝にんにく
芋茎＝ずいき

④
蓴菜＝じゅんさい
甜菜＝てんさい
甕菜＝ようさい

⑤
吾亦紅＝われもこう
向日葵＝ひまわり
蒲公英＝たんぽぽ

⑥
慈姑＝くわい
蒟蒻＝こんにゃく
独活＝うど

⑦
巻耳＝おなもみ
野老＝ところ
杜若＝かきつばた

⑧
酢漿草＝かたばみ
狗尾草＝えのころぐさ
延齢草＝えんれいそう

⑨
蕃茄＝とまと
茄子＝なす
鬼灯＝ほおずき

植物の名前です。漢字の読みを答えてください。

① 無花果
② 竜胆
③ 百日紅
④ 千振
⑤ 浜木綿
⑥ 撫子
⑦ 山葵
⑧ 玉蜀黍
⑨ 檸檬
⑩ 万年青
⑪ 勿忘草
⑫ 鬱金
⑬ 沢瀉
⑭ 木通
⑮ 木耳
⑯ 牛蒡

① いちじく
外からは花が見えないので「無花果」。でも花はあります。

② りんどう
秋に青紫色の花をつける。根っこは胃薬として重宝されます。

③ さるすべり
花の時期が長いので「百日紅」。猿もすべる、スベスベの木です。

④ せんぶり
煎じて胃腸薬に。「千回振り出しても苦い」のでこの名に。

⑤ はまゆう
浜辺に生える、ヒガンバナの仲間。夏に白い花が咲きます。

⑥ なでしこ
秋の七草の一つ。「大和撫子」は美しい日本女性の代名詞!

⑦ わさび
渓流の水辺に育つ。ツンとくる刺激が薬味に欠かせません。

⑧ とうもろこし
穀物の代表格。焼きとうもろこしの香りはたまりませんね。

⑨ れもん
ご存じ、黄色い果実。小説『檸檬』といえば、梶井《かじい》基次郎《もとじろう》。

⑩ おもと
ユリの仲間。玄関先でよく見かける濃い緑の植物です。

⑪ わすれなぐさ
青紫色の小さな花。「私を忘れないで」の花言葉も有名です。

⑫ うこん
アジア原産の植物。根茎が染料やカレー粉の原料になります。

⑬ おもだか
「面高」とも。葉が人面のようで葉脈も突き出ていることから。

⑭ あけび
つる性の植物。紫色で楕《だ》円形の実がなり、パカッと割れます。

⑮ きくらげ
耳のような形のキノコ。中華料理によく登場しますね。

⑯ ごぼう
牛蒡の根っこを食べるのは日本と近隣の国だけのようです。

海の生き物の名前です。漢字の読みを答えてください。

① 鮎並
② 虎魚
③ 烏賊
④ 石首魚
⑤ 海胆
⑥ 海鼠
⑦ 鰰
⑧ 鮗
⑨ 柳葉魚
⑩ 鱸
⑪ 鱧
⑫ 海星
⑬ 鱶
⑭ 若布
⑮ 水母
⑯ 寄居虫

① **あいなめ**
鮎《あゆ》のように縄張りを持つことから、この名がついたといいます。

② **おこぜ**
「オニオコゼ」の別名。体長約30センチで背びれに猛毒を持ちます。

③ **いか**
ついばむ烏《からす》を逆に捕らえるという伝承から「烏賊」の字に。

④ **いしもち**
「シログチ」のこと。浮き袋を使って「ググッ」と鳴きます。

⑤ **うに**
人の肝臓に似てるので「海胆」。寿司ネタの定番です。

⑥ **なまこ**
世界に約１５００種。日本には、約２００種もいるそうです。

⑦ **はたはた**
よく雷が鳴る季節にとれます。「鰰」は雷神にあやかってついた字。

⑧ **このしろ**
冬が旬になる魚という字。江戸前ずしの「こはだ」は有名。

⑨ **ししゃも**
本物は北海道のみでとれます。通称ししゃもは代用魚の「カペリン」。

⑩ **すずき**
こっぱ、せいご、ふっこ、すずきと呼び名が変わる出世魚。

⑪ **はも**
うなぎに似た、夏が旬の魚。小骨が多く、骨切りをして食べます。

⑫ **ひとで**
海辺にすむ星形の生物。５本か、それ以上の腕があります。

⑬ **ふか**
特に大型のサメを指す呼び名。西日本でよく呼ばれます。

⑭ **わかめ**
こんぶの仲間。日本各地の海岸に生育し、古くから食用に。

⑮ **くらげ**
海中で浮遊生活。癒やし効果で、水族館でも大人気です。

⑯ **やどかり**
甲殻類の一種。巻貝の殻を借りて体を保護しています。

食べ物や飲み物の名前です。漢字の読みを答えてください。

① 外郎	⑤ 金団	⑨ 柚餅子	⑬ 白湯
② 雪花菜	⑥ 雲丹	⑩ 羊羹	⑭ 善哉
③ 蒲鉾	⑦ 心太	⑪ 雲呑	⑮ 黄粉
④ 御御御付	⑧ 最中	⑫ 求肥	⑯ 花林糖

①
ういろう
蒸し菓子の一種。「外郎餅」とも。元々は薬の名前でした。

②
おから
豆腐の搾りかすのこと。「きらず」「うのはな」とも呼びます。

③
かまぼこ
白身魚のすり身を蒸した食べもの。蒲《がま》の穂に形が似ていることから。

④
おみおつけ
味噌汁のこと。丁寧にいうと、こうなります。

⑤
きんとん
「金団」は金の団子。栗きんとんはおせち料理の定番ですね。

⑥
うに
高級食材の一つです。海にいるものは「海胆」。

⑦
ところてん
テングサを煮溶かし、冷やし固めた食品。夏の風物詩ですね。

⑧
もなか
焼いた餅の薄皮であんを包んだ和菓子。満月から名がつきました。

⑨
ゆべし
柚子やクルミを使った和菓子の一種。源平時代にできたそう。

⑩
ようかん
あんを練り、寒天で固めた和菓子。一棹《ひとさお》、二《ふた》棹《さお》と数えます。

⑪
わんたん
小麦粉で作った薄皮に肉などを包んだもの。茹でて食べます。

⑫
ぎゅうひ
和菓子の一つ。白玉粉、砂糖、水飴などから作ります。

⑬
さゆ
水を沸かしただけで何も入れていない湯。

⑭
ぜんざい
小豆を使った汁粉の一種。関東はこしあん、関西はつぶあん。

⑮
きなこ
大豆を炒ってひいた粉。砂糖をまぜて団子などにまぶします。

⑯
かりんとう
小麦粉と砂糖を練り、棒状にして揚げたお菓子のこと。

生活に関係したものの名前です。漢字の読みを答えてください。

① 鉋	⑤ 袱紗	⑨ 合羽	⑬ 行灯
② 暖簾	⑥ 行火	⑩ 袴	⑭ 煙管
③ 束子	⑦ 猪口	⑪ 楊枝	⑮ 松明
④ 梃子	⑧ 団扇	⑫ 蒲団	⑯ 卓袱台

① **かんな**
木材を平らに削る道具。使いこなせて、やっと大工は一人前！

② **のれん**
店の軒先にかける布。「暖簾に腕押し」は手応えなしの意。

③ **たわし**
わらやシュロの繊維を束ねて作った、器などを洗う道具。

④ **てこ**
「梃子でも動かない」のは、信念を曲げない頑固な人のこと。

⑤ **ふくさ**
絹や縮緬《ちりめん》の布。茶道で使ったり、ご祝儀を包んだりします。

⑥ **あんか**
炭火を入れて携帯できる暖房器具。現在は電化製品。

⑦ **ちょこ**
酒を飲むときに使う、陶器の小さな器。杯のこと。

⑧ **うちわ**
あおいで涼を取る道具。「左団扇」は楽な生活のこと。

⑨ **かっぱ**
雨天の外出時に着る雨具。ポルトガルから伝わりました。

⑩ **はかま**
下半身に着る和服。現代では、礼装用に着ることが多いです。

⑪ **ようじ**
食後に使う、先を尖らせた短い木の棒。つまようじ。

⑫ **ふとん**
寝具。もとは坐禅のときに用いる、蒲の葉で編んだ敷物でした。

⑬ **あんどん**
木の枠に紙を貼り、中の油皿に火を灯す、小型の照明。

⑭ **きせる**
刻みタバコを吸う道具。パイプに似た、日本の喫煙具。

⑮ **たいまつ**
照明として、火のついた木切れを持てるようにしたもの。

⑯ **ちゃぶだい**
足の短い食卓。昔はお父さんが引っくり返していましたね。

二字熟語の読みを答えてください。

① 功徳	⑤ 健気	⑨ 一入	⑬ 打擲
② 荼毘	⑥ 誤謬	⑩ 贔屓	⑭ 法面
③ 拳万	⑦ 不束	⑪ 法度	⑮ 忸怩
④ 阿漕	⑧ 所以	⑫ 馬手	⑯ 強面

① **くどく**
神仏からよい報いを与えられる、よい行い。ご利益。

② **だび**
死体を焼いて弔うこと。火葬。「荼毘に付す」。

③ **げんまん**
約束を守る印として、互いの小指をからませること。

④ **あこぎ**
図々しく義理人情に欠けるさま。無慈悲に金品をむさぼること。

⑤ **けなげ**
弱い者がけんめいに努めること。心がけが良く、殊勝なさま。

⑥ **ごびゅう**
間違えること。まちがい。「誤謬を犯す」。

⑦ **ふつつか**
気の利かないさま。「不束者」は気の利かない人のこと。

⑧ **ゆえん**
わけ、理由。「人の、人たる所以」。

⑨ **ひとしお**
ほかよりも程度が一段と増すこと。いっそう。

⑩ **ひいき**
気に入った人を特に引き立てること。「えこ贔屓」。

⑪ **はっと**
禁じられていること。「今は、その話は御法度だよ」。

⑫ **めて**
馬の手綱を持つ手。右手。右の方。

⑬ **ちょうちゃく**
打ちたたくこと、殴ること。「擲」は、投擲《とうてき》の「てき」。

⑭ **のりめん**
宅地造成などで切土や盛土により、人工的に作られた傾斜面。

⑮ **じくじ**
自分の言動を深く恥じ入ること。「忸怩たる思い」。

⑯ **こわもて**
こわい顔つき。また、強く出て他人をおびやかすこと。こわおもて。

三字熟語の読みを答えてください。

① 似而非	② 案山子	③ 外連味	④ 御転婆
⑤ 注連縄	⑥ 美人局	⑦ 埴猪口	⑧ 莫大小
⑨ 剽軽者	⑩ 破廉恥	⑪ 大鋸屑	⑫ 手弱女
⑬ 雁字搦	⑭ 村夫子	⑮ 突慳貪	⑯ 便乱坊

① **えせ**
似ているが本物ではない、にせもの。「似而非文化人」。

② **かかし**
竹や藁で作った人形。田畑に立て、害鳥などを防ぎます。

③ **けれんみ**
歌舞伎由来の語。はったりやごまかしを利かせるさま。

④ **おてんば**
活発で、しとやかさのない若い女性や女児のこと。「御転婆娘」。

⑤ **しめなわ**
神祭具。神聖な場所と他を区別するために張る縄。

⑥ **つつもたせ**
妻に誘惑させた男に因縁をつけ、金銭をおどし取ること。

⑦ **へなちょこ**
未熟な人や、役に立たない人をあざけって言う語。

⑧ **めりやす**
1本の糸で編んだ機械編みの布地。伸縮性・柔軟性があります。

⑨ **ひょうきんもの**
気軽でおどけた感じがする人。

⑩ **はれんち**
恥を恥とも思わず平気でいること。恥知らず。

⑪ **おがくず**
木材を挽いたときに出る木屑。「大鋸」は大きなのこぎり。

⑫ **たおやめ**
やさしく、しとやかな女性のこと。対義語となる男性は「益荒男《ますらお》」。

⑬ **がんじがらめ**
縄などを幾重にも巻きつけて厳重にしばること。束縛。

⑭ **そんぷうし**
田舎の先生。見識の狭い学者をあざける意味もあります。

⑮ **つっけんどん**
態度や言葉がとげとげして無愛想なさま。「突慳貪な返事」。

⑯ **べらぼう**
並はずれて、ばかげていることを罵る語。「この便乱坊め!」。

第2章

なるほど！ことわざ・慣用句・四字熟語編

全192問

第2章は、先人たちが残した教えを短い言葉で表現した、ことわざ・慣用句・四字熟語です。読みを答える問題もありますが、多くは穴埋め方式の書き取り問題です。解答には該当する漢字とともに、それぞれの言葉の解説を載せていますので、セットで覚えましょう。

漢字実力レベル診断

何問正解できたか採点して、自分の実力をチェックしてみましょう。

160問正解：博　士レベル

120問正解：秀　才レベル

80問正解：一般人レベル

ことわざ・慣用句の問題です。□に当てはまる漢字を入れてください。

①泣き面（泣きっ面）に□

②嘘から出た□

③□より証拠

④□より育ち

⑤人の□で相撲をとる

⑥糠《ぬか》に□

⑦恩を□で返す

⑧□に交われば赤くなる

①
泣《な》き面《つら》（泣《な》きっ面《つら》）に蜂《はち》
泣いている所に、さらに蜂がやってきて苦痛を与えることから、不運が重なることのたとえ。

②
嘘《うそ》から出《で》た真《まこと》
嘘のつもりで言ったことが、結果として本当になってしまうこと。

③
論《ろん》より証拠《しょうこ》
あれこれ口先で議論を重ねるよりも、証拠を示すことで物事は明確になるということ。

④
氏《うじ》より育《そだ》ち
人間を形成するときに大事なのは、家柄や身分よりも環境や教育であるということ。

⑤
人《ひと》の褌《ふんどし》で相撲《すもう》をとる
人の褌を借りて相撲をとることから、他人の物を利用、便乗して利益を得ることのたとえ。

⑥
糠《ぬか》に釘《くぎ》
やわらかい糠に釘を打つように、何の手応えも効き目もないことのたとえ。

⑦
恩《おん》を仇《あだ》で返《かえ》す
恩を受けた人に対して、感謝するどころか、かえって害を加えるような仕打ちをすること。

⑧
朱《しゅ》に交《まじ》われば赤《あか》くなる
朱が混ざれば赤に染まるように、人は関わる人や環境によって良くも悪くもなることのたとえ。

ことわざ・慣用句の問題です。□に当てはまる漢字を入れてください。

①言わぬが□

②渡りに□

③立板に□

④□に小判

⑤年寄りの□や水

⑥絵に描いた□

⑦□いものに蓋《ふた》をする

⑧弘法《こうぼう》□を選ばず

①
言《い》わぬが花《はな》
はっきり言ってしまうより黙っているほうが、かえって趣があるものだというたとえ。

②
渡《わた》りに船《ふね》
川の対岸に渡る際に都合よく船があったことから、丁度望んでいる物や状況に恵まれること。

③
立板《たていた》に水《みず》
立てかけてある板に水を流すように、弁舌が達者でよどみなくしゃべるというたとえ。

④
猫《ねこ》に小判《こばん》
猫に小判の価値がわからないように、価値のわからない者に貴重な物を与えても無駄なこと。

⑤
年寄《としよ》りの冷《ひ》や水《みず》
老人が冷水を浴びるような、年齢に不相応な危険な行為や出過ぎた振る舞いをすること。

⑥
絵《え》に描《か》いた餅《もち》
どんなに上手に描かれていても絵は食べられないように、実際には何の役にも立たないこと。

⑦
臭《くさ》いものに蓋《ふた》をする
悪臭の元を絶たずに蓋を閉めることから、悪いことを根本的に解決せず一時しのぎで隠すこと。

⑧
弘法筆《こうぼうふで》を選《えら》ばず
本当の名人とは、道具の良し悪しなど問題にならないというたとえ。

ことわざ・慣用句の問題です。□に当てはまる漢字を入れてください。

①身から出た□

②□の顔も三度

③敵に□を送る

④枯れ木も□の賑わい

⑤掃《は》き溜《だ》めに□

⑥足下から□が立つ

⑦濡れ手で□

⑧能ある□は爪を隠す

①
身《み》から出《で》た錆《さび》
刀の錆は刀身から出ることから、自分の犯した悪行のために自分自身が苦しむこと。

②
仏《ほとけ》の顔《かお》も三度《さんど》
どんなに温厚な人でも、何度も無礼なことをされれば怒るということ。

③
敵《てき》に塩《しお》を送《おく》る
争っている相手が苦しんでいるとき、その弱点につけこまず、逆にその苦境を救うこと。

④
枯《か》れ木《き》も山《やま》の賑《にぎ》わい
枯木も山に趣を添えるくらいには役立つ。つまらないものでも、ないよりはましだということ。

⑤
掃《は》き溜《だ》めに鶴《つる》
つまらないものの中に、飛び抜けて優れたものや美しいものがあることのたとえ。

⑥
足下《あしもと》から鳥《とり》が立《た》つ
突然身近で意外なことが起きること。また、急に思い立って慌ただしく物事を始めること。

⑦
濡《ぬ》れ手《て》で粟《あわ》
濡れた手で粟をつかむと沢山つかめることから、苦労せずに多くの利益を得ることのたとえ。

⑧
能《のう》ある鷹《たか》は爪《つめ》を隠《かく》す
才能や実力がある者は、それを見せつけるようなことはしないというたとえ。

ことわざ・慣用句の問題です。□に当てはまる漢字を入れてください。

①仏作って□入れず

②□の下の力持ち

③無理が通れば□□引っ込む

④歯に□着せぬ

⑤李下《りか》に□を正《ただ》さず

⑥□の蔓《つる》に茄子《なすび》はならぬ

⑦一寸先は□

⑧転ばぬ先の□

①
仏作《ほとけつく》って魂《たましい》入《い》れず
仏像を作っても魂を入れなければ単なる木であることから、一番肝心なものが抜け落ちること。

②
縁《えん》の下《した》の力持《ちからも》ち
縁側を下から支える柱のように、陰で人のために苦労や努力をすること。また、そのような人。

③
無理《むり》が通《とお》れば道理《どうり》引《ひ》っ込《こ》む
道理に反する事が通用するようになれば、道理に適った正しい事は行われなくなること。

④
歯《は》に衣《きぬ》着《き》せぬ
相手に遠慮なく、言葉を飾らずに率直に思ったことを言うこと。

⑤
李下《りか》に冠《かんむり》を正《ただ》さず
李《すもも》の木の下で冠を直すと李を盗んだと疑われることから、疑わしいまねはすべきではないこと。

⑥
瓜《うり》の蔓《つる》に茄子《なすび》はならぬ
瓜の蔓には茄子はならないことから、平凡な親から非凡な子は生まれないというたとえ。

⑦
一寸先《いっすんさき》は闇《やみ》
目の前が真っ暗で何も見えないように、すぐ先のことがどうなるのか全く予測できないこと。

⑧
転《ころ》ばぬ先《さき》の杖《つえ》
失敗しないように、万が一に備えてあらかじめ十分な準備をしておくこと。

四字熟語の問題です。間違っている漢字を直してください。

① 雲散夢消	⑤ 兼土重来	⑨ 更唐無稽	⑬ 面目躍序
② 進出鬼没	⑥ 羊頭苦肉	⑩ 和洋折中	⑭ 一猛打尽
③ 用意周倒	⑦ 平心低頭	⑪ 図手空拳	⑮ 報腹絶倒
④ 夫勝婦随	⑧ 同行異曲	⑫ 美辞例句	⑯ 一蓮託生

① **雲散霧消**（うんさんむしょう）
雲や霧が消えるように、あとかたもなく消えてなくなること。

② **神出鬼没**（しんしゅつきぼつ）
鬼神のように、行動の予測がつかず、居場所がわからないこと。

③ **用意周到**（よういしゅうとう）
隅々まで用意が行き届いていて、手抜かりがないこと。

④ **夫唱婦随**（ふしょうふずい）
夫が言い出したら、妻がそれに従うこと。

⑤ **捲土重来**（けんどちょうらい）
一度失敗した者が、再び勢いを増して巻き返すこと。

⑥ **羊頭狗肉**（ようとうくにく）
見かけと実際・実質が伴わないことのたとえ。見かけ倒し。

⑦ **平身低頭**（へいしんていとう）
ひれ伏して、頭を低く下げ恐縮すること。

⑧ **同工異曲**（どうこういきょく）
見た目や手法が同じでも、内容や捉え方が違うこと。

⑨ **荒唐無稽**（こうとうむけい）
言動などがでたらめで、とりとめのないこと。

⑩ **和洋折衷**（わようせっちゅう）
日本風と西洋風の様式をほどよく取り入れること。

⑪ **徒手空拳**（としゅくうけん）
手に何も持っていない様子。転じて、自分以外頼るものがないこと。

⑫ **美辞麗句**（びじれいく）
うわべだけ取り繕っていて、内容が乏しい言葉のこと。

⑬ **面目躍如**（めんもくやくじょ）
世間の評価どおりに、その人らしく生き生きとしている様子。

⑭ **一網打尽**（いちもうだじん）
一度の網で全ての魚を捕らえること。犯人を一気に捕まえること。

⑮ **抱腹絶倒**（ほうふくぜっとう）
腹を抱えて転げ回るくらい大笑いすること。

⑯ **一蓮托生**（いちれんたくしょう）
結果に関わらず、仲間と行動や運命を共にすること。

四字熟語の問題です。間違っている漢字を直してください。

① 初志巻徹
② 孟母三選
③ 優柔不段
④ 使離滅裂
⑤ 臨気応変
⑥ 晴天白日
⑦ 常当手段
⑧ 博濫強記
⑨ 暗中模作
⑩ 悪口造言
⑪ 剣謀術数
⑫ 起死改生
⑬ 不倶退天
⑭ 叫天動地
⑮ 奇送天外
⑯ 旧態依前

① **初《しょ》志《し》貫《かん》徹《てつ》**
初めに決めたことを最後まで貫き通すこと。

② **孟《もう》母《ぼ》三《さん》遷《せん》**
子供の教育のためには周囲の環境が大切であるという教え。

③ **優《ゆう》柔《じゅう》不《ふ》断《だん》**
物事の決断をすぐに決められないで、ぐずぐずしている様子。

④ **支《し》離《り》滅《めつ》裂《れつ》**
物事に筋道が通っておらず、まとまりのない様子。

⑤ **臨《りん》機《き》応《おう》変《へん》**
場合や状況によって対応を変え、適切な行動をとること。

⑥ **青《せい》天《てん》白《はく》日《じつ》**
晴れ渡った青空のように、潔白で後ろめたいところがない様子。

⑦ **常《じょう》套《とう》手《しゅ》段《だん》**
同じような状況のとき、いつも決まって使うやり方のこと。

⑧ **博《はく》覧《らん》強《きょう》記《き》**
物事を広く知っていて、記憶力が優れている様子。

⑨ **暗《あん》中《ちゅう》模《も》索《さく》**
暗闇の中で手探りするように、確信もなくあれこれやること。

⑩ **悪《あっ》口《こう》雑《ぞう》言《ごん》**
誰かに対して悪口を言いたい放題言うこと。

⑪ **権《けん》謀《ぼう》術《じゅっ》数《すう》**
その場に応じて、巧みに人を欺く企みのこと。

⑫ **起《き》死《し》回《かい》生《せい》**
絶望的な状況にある人やものを立ち直らせること。

⑬ **不《ふ》倶《ぐ》戴《たい》天《てん》**
同じ天の下に生かしておけないほどに恨み、憎しみが深いこと。

⑭ **驚《きょう》天《てん》動《どう》地《ち》**
天地を揺るがすように世間を驚かせる出来事のこと。

⑮ **奇《き》想《そう》天《てん》外《がい》**
考えが思いも寄らないほど奇抜である様子。

⑯ **旧《きゅう》態《たい》依《い》然《ぜん》**
昔から何も変わっておらず、進展のない様子。

四字熟語の問題です。□に当てはまる漢字を入れてください。

① 呉越同□

② □歯扼腕

③ □心伝心

④ 偕老同□

⑤ □子定規

⑥ 満□創痍

⑦ 明□止水

⑧ 行□流水

⑨ 才□煥発

⑩ 周章□狽

⑪ 三□一体

⑫ □河夜船

⑬ 切□琢磨

⑭ 千紫万□

⑮ 内□外患

⑯ 談論風□

① **呉越同舟**(ごえつどうしゅう)
本来は敵同士でも、利害が一致すれば協力し合うことのたとえ。

② **切歯扼腕**(せっしやくわん)
歯ぎしりをしたり、腕を強く握り締めるほどに悔しく思う様子。

③ **以心伝心**(いしんでんしん)
言葉に頼らずとも、お互いに心で通じ合うこと。

④ **偕老同穴**(かいろうどうけつ)
死んだ後も同じ墓で添い遂げること。仲の良い夫婦のたとえ。

⑤ **杓子定規**(しゃくしじょうぎ)
全てを同じ規則に当てはめるように、頑固で融通のきかない様子。

⑥ **満身創痍**(まんしんそうい)
全身が傷だらけの状態。非難を受けてひどく痛めつけられること。

⑦ **明鏡止水**(めいきょうしすい)
曇りのない鏡や静かな水のように、心にやましい点がないこと。

⑧ **行雲流水**(こううんりゅうすい)
空を行く雲や流れる水のように、成り行きに任せて行動すること。

⑨ **才気煥発**(さいきかんぱつ)
優れた才知で適切な判断ができることが表れ出ている様子。

⑩ **周章狼狽**(しゅうしょうろうばい)
非常にうろたえ、慌てふためく様子。

⑪ **三位一体**(さんみいったい)
キリスト教の教理より、三つのものが一つになること。

⑫ **白河夜船**(しらかわよふね)
ぐっすり眠って何も気づかないこと。知ったかぶりをする様子。

⑬ **切磋琢磨**(せっさたくま)
友人同士で励まし合い、努力をしてともに能力を高め合うこと。

⑭ **千紫万紅**(せんしばんこう)
さまざまな色。また、花が色とりどりに咲き乱れる様子。

⑮ **内憂外患**(ないゆうがいかん)
国内の心配事と、外国との間に生じるわずらわしい事態。

⑯ **談論風発**(だんろんふうはつ)
風が勢いよく吹くように、議論が盛んになる様子。

四字熟語の問題です。□に当てはまる漢字を入れてください。

①直情□行
②二□背反
③破顔一□
④百戦□磨
⑤付和□同
⑥粉骨□身
⑦免許□伝
⑧夜郎自□
⑨論功□賞
⑩□廻転生
⑪紆□曲折
⑫運□天賦
⑬乳母日□
⑭画竜点□
⑮夏炉冬□
⑯大言□語

①**直情径行**《ちょくじょうけいこう》
感情のままを言ったり、行動したりする様子。

②**二律背反**《にりつはいはん》
二つの命題が矛盾しあい両立できないさま。

③**破顔一笑**《はがんいっしょう》
顔をほころばせて微笑《ほほえ》む様子。

④**百戦錬磨**《ひゃくせんれんま》
何度も戦い、経験を積んで鍛え上げられている様子。

⑤**付和雷同**《ふわらいどう》
しっかりした考えがなく、他人の意見にすぐ同調すること。

⑥**粉骨砕身**《ふんこつさいしん》
非常に苦労して働き、力の限り努力すること。

⑦**免許皆伝**《めんきょかいでん》
師匠から弟子に、芸道などの奥義を残らず伝授すること。

⑧**夜郎自大**《やろうじだい》
自分の力量を知らないで、仲間の中で威張っていることのたとえ。

⑨**論功行賞**《ろんこうこうしょう》
手柄の有無や大小を論じて、それに合わせた賞を与えること。

⑩**輪廻転生**《りんねてんしょう》
人が死んでは生まれ変わり、何度も生死を繰り返すこと。

⑪**紆余曲折**《うよきょくせつ》
事情が込み入っていて、解決に手間取ること。

⑫**運否天賦**《うんぷてんぷ》
運不運は天が定めるもの。転じて、運を天に任せること。

⑬**乳母日傘**《おんばひがさ》
子どもをきわめて大事に育てること。過保護のたとえ。

⑭**画竜点睛**《がりょうてんせい》
物事を完璧なものにするための、最後の大事な仕上げ。

⑮**夏炉冬扇**《かろとうせん》
時期はずれで、まるで役に立たないもののたとえ。

⑯**大言壮語**《たいげんそうご》
自分の力以上の大きなことをいうこと。また、その言葉。

ことわざ・慣用句の問題です。□に当てはまる漢字を入れてください。

① 火中の□を拾う

② 話の□を折る

③ □□に説法

④ 弱り目に□り目

⑤ 仲裁は時の□□

⑥ □に火をともす

⑦ 出る□は打たれる

⑧ 蟷螂《とうろう》の□

①
火《か》中《ちゅう》の栗《くり》を拾《ひろ》う
他人のために危険を冒すことのたとえ。また、あえて困難なことに身を乗り出すこと。

②
話《はなし》の腰《こし》を折《お》る
相手の話を途中で遮る。別の話題を持ち出すなどして、盛り上がっていた話を途中で遮ること。

③
釈迦《しゃか》に説法《せっぽう》
お釈迦様に仏法を説くように、その道を知りつくす人に教えようとする、愚かさのたとえ。

④
弱《よわ》り目《め》に祟《たた》り目《め》
困っているときに、さらに困難や災難が重なることのたとえ。不運に不運が重なること。

⑤
仲裁《ちゅうさい》は時《とき》の氏神《うじがみ》
争っているときに、仲裁に入ってくれる人は、氏神様のようにありがたいものだということ。

⑥
爪《つめ》に火《ひ》をともす
けち。また、極端に倹約することのたとえ。油の代わりに爪に火をつけ明かりにすることから。

⑦
出《で》る杭《くい》は打《う》たれる
才能や手腕があって抜きん出ている人は、人から憎まれたり、ねたまれたりすることのたとえ。

⑧
蟷螂《とうろう》の斧《おの》
カマキリの前あしの意。非力な者が強敵に立ち向かい、無謀な抵抗を試みること。

ことわざ・慣用句の問題です。□に当てはまる漢字を入れてください。

①故郷に□を飾る

②□の句が継げない

③憎まれっ子世に□る

④□の上の水練

⑤□が身を食う

⑥□の先に鈴

⑦快刀乱麻《かいとうらんま》を□つ

⑧鬼の居ぬ間に□□

① **故郷《こきょう》に錦《にしき》を飾《かざ》る**

故郷を離れて努力していた人が出世して、晴れがましい姿で故郷へ帰ること。

② **二《に》の句《く》が継《つ》げない**

相手のあまりの言動にあきれ、言うべき次の言葉が出てこないこと。開いた口がふさがらない。

③ **憎《にく》まれっ子《こ》世《よ》に憚《はばか》る**

人から憎まれるような人間のほうが、かえって世間では威勢をふるうこと。

④ **畳《たたみ》の上《うえ》の水練《すいれん》**

頭の中でいくら理屈や方法を知っていても、体験がなくては役には立たないことのたとえ。

⑤ **粋《すい》が身《み》を食《く》う**

遊里・芸人社会などの事情に通じていても、ついい深入りして、いつの間にか身を滅ぼすこと。

⑥ **竿《さお》の先《さき》に鈴《すず》**

やかましいこと、よくしゃべることのたとえ。竿の先の鈴は、揺れてうるさく鳴ることから。

⑦ **快刀乱麻《かいとうらんま》を断《た》つ**

よく切れる刀で、もつれた麻の糸を断つように、もつれていた物事を鮮やかに解決すること。

⑧ **鬼《おに》の居《い》ぬ間《ま》に洗濯《せんたく》**

自分にとって怖い人や気がねする人がいない間に、のびのびとくつろぐことのたとえ。

ことわざ・慣用句の問題です。□に当てはまる漢字を入れてください。

①□の尾を踏む

②木で□をくくる

③貧すれば□する

④暗がりから□

⑤君子は□□す

⑥下戸《げこ》の建てたる□もなし

⑦五月の□の吹き流し

⑧死中に□を求める

①
虎《とら》の尾《お》を踏《ふ》む
非常に恐ろしいことや、危険を冒すこと。「危うきこと虎の尾を踏むが如し」ともいいます。
②
木《き》で鼻《はな》をくくる
きわめてそっけない態度、冷淡な態度をとることのたとえ。「木で鼻をかむ」ともいいます。
③
貧《ひん》すれば鈍《どん》する
貧乏になると苦労が多いので、才能が鈍ったり、品性が下落したりすること。
④
暗《くら》がりから牛《うし》
暗がりに黒い牛がいる様子から、物の区別がつかないこと、また動作が鈍いことのたとえ。
⑤
君子《くんし》は豹変《ひょうへん》す
徳の高い人物は、過ちに気づけばすぐに改め、良い行いへすばやく転じるということ。
⑥
下戸《げこ》の建《た》てたる蔵《くら》もなし
酒を飲まないからといって、財産を残したという話は聞かない。酒飲みの自己弁護の言葉です。
⑦
五月《さつき》の鯉《こい》の吹《ふ》き流《なが》し
鯉のぼりは、腹の中は空であることから、心にわだかまりのないこと。
⑧
死中《しちゅう》に活《かつ》を求《もと》める
助かる望みのほとんどない絶望的な状態であっても、必死に活路を探し求めること。

ことわざ・慣用句の問題です。□に当てはまる漢字を入れてください。

①磯の□の片思い

②□なき里の蝙蝠《こうもり》

③正鵠《せいこく》を□る

④□□洗うが如《ごと》し

⑤世間知らずの□□

⑥三日見ぬ間の□

⑦□に雪折れなし

⑧□を矯めて牛を殺す

①
磯《いそ》の鮑《あわび》の片思《かたおも》い

鮑が片貝に見えることから、自分が相手を思うだけで、相手が自分を思わないこと。

②
鳥《とり》なき里《さと》の蝙蝠《こうもり》

鳥がいない里では蝙蝠が威張る意から、優れた者がいないと、つまらない者が威張ること。

③
正鵠《せいこく》を射《い》る

物事の急所・要点を正しくおさえること。核心をつく。「正」「鵠」とも的の中心を意味します。

④
赤貧《せきひん》洗《あら》うが如《ごと》し

洗い流したように持ち物が何もないさま。これ以上ないというほどひどく貧しい様子。

⑤
世間知《せけんし》らずの高枕《たかまくら》

厳しい現実を知らない者は、枕を高くして安心して寝ていられる。のんきに暮らす人への皮肉。

⑥
三日見《みっかみ》ぬ間《ま》の桜《さくら》

桜がすぐに散るように、世の移り変わりも激しい。俳句「世の中は三日見ぬ間に桜かな」から。

⑦
柳《やなぎ》に雪折《ゆきお》れなし

柳の枝はしなうので、雪の重みでは折れない。柔らかいものは、堅いものより持ちこたえる。

⑧
角《つの》を矯《た》めて牛《うし》を殺《ころ》す

少しの欠点を無理やり直そうとして、かえって物事全体をだめにしてしまうこと。

四字熟語の問題です。□に当てはまる漢字を入れてください。

①獅子奮□

②意気軒□

③旗幟鮮□

④□雄割拠

⑤百花□乱

⑥隔靴□痒

⑦玉石□淆

⑧文人□客

⑨□坤一擲

⑩八□六臂

⑪□生夢死

⑫明眸皓□

⑬堅忍不□

⑭甲□乙駁

⑮人権蹂□

⑯春風□蕩

① **獅子奮迅《ししふんじん》**
獅子がふるい立つように、勢いの極めて盛んなこと。

② **意気軒昂《いきけんこう》**
意気込みが盛んで、元気いっぱいの様子。

③ **旗幟鮮明《きしせんめい》**
態度・主義・主張がはっきりしていること。

④ **群雄割拠《ぐんゆうかっきょ》**
実力者たちが各地でそれぞれに勢力をふるい、対立すること。

⑤ **百花繚乱《ひゃっかりょうらん》**
優れた業績や人物が一時期に数多く現れること。

⑥ **隔靴掻痒《かっかそうよう》**
思いどおりにいかなくて、もどかしいこと。

⑦ **玉石混淆《ぎょくせきこんこう》**
優れたものと劣ったものとが、入りまじっていること。

⑧ **文人墨客《ぶんじんぼっかく》**
詩文や書画などに優れ、風雅な遊びを好む人。

⑨ **乾坤一擲《けんこんいってき》**
運命をかけて大きな勝負をすること。

⑩ **八面六臂《はちめんろっぴ》**
一人で何人分ものめざましい働きや活躍をすることのたとえ。

⑪ **酔生夢死《すいせいむし》**
有意義なことを一つもせず、無駄に一生を終えること。

⑫ **明眸皓歯《めいぼうこうし》**
澄んだひとみと白い歯。美人の形容にいいます。

⑬ **堅忍不抜《けんにんふばつ》**
辛いことも耐え忍んで、どんな困難にも心を動かさないこと。

⑭ **甲論乙駁《こうろんおつばく》**
互いに論じ合うばかりで、議論の決着がつかないこと。

⑮ **人権蹂躙《じんけんじゅうりん》**
人権を踏みにじること。人権侵害。

⑯ **春風駘蕩《しゅんぷうたいとう》**
春風がのどかに吹く様子。また、人柄の温和な様子。

四字熟語の問題です。□に当てはまる漢字を入れてください。

①金科□条

②□官贔屓

③天□観面

④堅□堅固

⑤自由闊□

⑥傍目□目

⑦慇懃無□

⑧融□無碍

⑨深謀□慮

⑩艱難□苦

⑪豪放□落

⑫□然一体

⑬天地□闢

⑭清□潔白

⑮知行□一

⑯眉目□麗

① **金《きん》科《か》玉《ぎょく》条《じょう》**
黄金や珠玉のように尊く大事な法律や規則のこと。

② **判《ほう》官《がん》贔《び》屓《いき》**
弱い者に同情して、味方したり応援したりすること。

③ **天《てん》罰《ばつ》覿《てき》面《めん》**
悪事を働けば、すぐに天罰が下されること。

④ **堅《けん》牢《ろう》堅《けん》固《ご》**
非常に守りが堅く、簡単には破られないこと。また、丈夫なさま。

⑤ **自《じ》由《ゆう》闊《かっ》達《たつ》**
心が大らかで、物事にこだわらないこと。

⑥ **傍《おか》目《め》八《はち》目《もく》**
当事者よりも第三者のほうが、物事を正しく判断できるということ。

⑦ **慇《いん》懃《ぎん》無《ぶ》礼《れい》**
うわべは丁寧だが、心の中では相手を軽くみていること。

⑧ **融《ゆう》通《ずう》無《む》碍《げ》**
何にもとらわれず、自由であること。

⑨ **深《しん》謀《ぼう》遠《えん》慮《りょ》**
深く考えを巡らし、遠い先のことまで見通した計画を立てること。

⑩ **艱《かん》難《なん》辛《しん》苦《く》**
困難にあって、つらく苦しい思いをすること。

⑪ **豪《ごう》放《ほう》磊《らい》落《らく》**
細かい物事にこだわらず、朗らかな様子。

⑫ **渾《こん》然《ぜん》一《いっ》体《たい》**
すべてが溶け合って、一つのものになること。

⑬ **天《てん》地《ち》開《かい》闢《びゃく》**
天と地が開けた、世界の始まり。

⑭ **清《せい》廉《れん》潔《けっ》白《ぱく》**
心や行いが清く正しく、後ろ暗いことの全くないさま。

⑮ **知《ち》行《こう》合《ごう》一《いつ》**
知識と行為は一体であり、本当の知は必ず実践が伴うということ。

⑯ **眉《び》目《もく》秀《しゅう》麗《れい》**
容貌が優れ、整っているさま。男性に使う言葉。

少し難しい四字熟語の問題です。読みを答えてください。

①苦心惨憺

②侃侃諤諤

③軽妙洒脱

④臥薪嘗胆

⑤虚心坦懐

⑥欣求浄土

⑦呵呵大笑

⑧漱石枕流

⑨毀誉褒貶

⑩剛毅朴訥

⑪罵言讒謗

⑫悲喜交交

⑬比翼連理

⑭紫電一閃

⑮嘯風弄月

⑯亀毛兎角

① くしんさんたん
心を砕いて労力や努力を重ね、工夫をこらすこと。

② かんかんがくがく
正論を堂々と主張するさま。また、大いに議論するさま。

③ けいみょうしゃだつ
会話や文章が軽やかで洗練されていること。

④ がしんしょうたん
将来の成功を期して、長い年月の間、苦労にじっと耐えること。

⑤ きょしんたんかい
心にわだかまりがなく、素直な気持ち。「虚心坦懐に耳を傾ける」。

⑥ ごんぐじょうど
極楽浄土に往生することを、心から願い求めること。

⑦ かかたいしょう
からからと大声をあげて笑うこと。

⑧ そうせきちんりゅう
自分の失敗を認めず、何かにつけて言い訳ばかりすること。

⑨ きょほうへん
ほめたりけなしたりすること。また、そうした世間の評判。

⑩ ごうきぼくとつ
意志が強くしっかりしていて、素朴で飾り気のないこと。

⑪ ばりざんぼう
悪口の限りを並べ、口汚くののしること。また、その言葉。

⑫ ひきこもごも
一人の人間が、喜びや悲しみをともに味わうこと。

⑬ ひよくれんり
男女がとても仲睦まじいことのたとえ。

⑭ しでんいっせん
一瞬またはきわめて短い時間の変化や、物事の急激な変化。

⑮ しょうふうろうげつ
自然の風物を愛し、詩歌や風流などを楽しむこと。

⑯ きもうとかく
ありえない物事のたとえ。亀の毛や兎《うさぎ》の角は実在しないことから。

少し難しい四字熟語の問題です。読みを答えてください。

①鬼哭啾啾
②跳梁跋扈
③右顧左眄
④椀飯振舞
⑤曲学阿世
⑥欣喜雀躍
⑦杞人天憂
⑧漁網鴻離
⑨方底円蓋
⑩夢幻泡影
⑪白首窮経
⑫優游涵泳
⑬軽佻浮薄
⑭秋霜烈日
⑮一家眷属
⑯画脂鏤氷

① **きこくしゅうしゅう**
霊の泣き声がしくしくと聞こえるような恐ろしい気配が漂うさま。

② **ちょうりょうばっこ**
特に悪人などが我が物顔でのさばり、好き勝手に振る舞うこと。

③ **うこさべん**
周りを気にして、自分で決断できないこと。

④ **おうばんぶるまい**
気前よく振る舞うこと。「大盤振舞」は当て字が定着したもの。

⑤ **きょくがくあせい**
学問の道理を曲げ、権力や世間に気に入られようと迎合すること。

⑥ **きんきじゃくやく**
すずめが飛び跳ねる様子から、小躍りするほど大喜びをすること。

⑦ **きじんてんゆう**
必要のない心配をすること。「杞憂《きゆう》」は、この言葉を略したもの。

⑧ **ぎょもうこうり**
欲しい物が得られず、欲しいと思っていない物が得られるたとえ。

⑨ **ほうていえんがい**
四角い底の器に丸い蓋のように、物事がかみ合わないさま。

⑩ **むげんほうよう**
人生や世の物事がはかないこと。影は「えい」とも読みます。

⑪ **はくしゅきゅうけい**
白髪頭で経書を研究することから、老いるまで学問に励むこと。

⑫ **ゆうゆうかんえい**
ゆったりとした心で、学問や芸術を味わうこと。

⑬ **けいちょうふはく**
考えや行動などが軽はずみで、気持ちが浮ついているさま。

⑭ **しゅうそうれつじつ**
刑罰・意志・権威などが厳しく、強いことのたとえ。

⑮ **いっかけんぞく**
血の繋がる一族やその配下の者すべて。

⑯ **がしろうひょう**
苦労の割には効果がほとんどないこと。

第3章

漢字力に挑戦！読めそうで読めない漢字編

全244問

第3章は最も問題数の多い章です。問題の内容は、第1章を少し難しくした読み問題。第1章には登場しなかったテーマの言葉をはじめ、形容詞・副詞・動詞なども登場します。新聞や雑誌、本で見たことはあるけれど、読めそうで読めない漢字たちです。

漢字実力レベル診断

何問正解できたか採点して、自分の実力をチェックしてみましょう。

200問正解：博　士レベル

160問正解：秀　才レベル

120問正解：一般人レベル

小手調べ問題です。漢字の読みを答えてください。

①億劫
②恰幅
③伽藍
④敬虔
⑤公魚
⑥嗚咽
⑦海鞘
⑧希臘
⑨欠餅
⑩味蕾
⑪雀斑
⑫橋頭堡
⑬金輪際
⑭寄生木
⑮掬う
⑯多岐亡羊

① **おっくう**
面倒で気が進まないさま。「何をするにも億劫だ」。

② **かっぷく**
体つきや様子。「恰幅がいい」。

③ **がらん**
寺院の建物の総称。伽藍神を祭る「伽藍堂」が語源。

④ **けいけん**
敬い慎むさま。神仏に仕えるさま。「敬虔な信者」。

⑤ **わかさぎ**
15センチほどの淡水魚。氷上の穴釣りが有名です。

⑥ **おえつ**
声を詰まらせて泣くこと。むせび泣き。

⑦ **ほや**
ホヤ目の海洋生物の総称。食用のものは5～8月が旬。

⑧ **ギリシャ**
ヨーロッパ南東部の共和国。パルテノン神殿などが有名。

⑨ **かきもち**
供えてあった鏡餅を下げた後、槌《つち》などで欠き割ったもの。

⑩ **みらい**
舌にある味を感じる器官。人間の舌は約1万個の味蕾があります。

⑪ **そばかす**
主に顔の皮膚にできるシミの一種。

⑫ **きょうとうほ**
橋を守るために前方に築く砦《とりで》、陣地。また、事を起こす拠点。

⑬ **こんりんざい**
極限まで、とことん、絶対に、断じての意。「金輪際ごめんだ」。

⑭ **やどりぎ**
ブナ、ケヤキなどの落葉樹に寄生する植物。「ほよ」ともいいます。

⑮ **すくう**
液体のものをくみ取ること。「柄杓《ひしゃく》で水を掬う」。

⑯ **たきぼうよう**
学問などで、枝葉のことにとらわれて、本質を見失うこと。

小手調べ問題です。漢字の読みを答えてください。

① 炬燵

② 凋落

③ 雲梯

④ 辣腕

⑤ 瑕疵

⑥ 滑子

⑦ 棕櫚

⑧ 弓手

⑨ 畏まる

⑩ 跪く

⑪ 捗捗しい

⑫ 白鼻心

⑬ 虚無僧

⑭ 眉唾物

⑮ 赤出汁

⑯ 古色蒼然

①**こたつ**
暖房器具。室町時代が起源とされています。

②**ちょうらく**
しぼんで落ちること。衰えること。「凋落の一途をたどる」。

③**うんてい**
はしご状の遊具。「雲にも届きそうな長いはしご」が由来。

④**らつわん**
物事を的確に処理する能力があること。「辣腕を振るう」。

⑤**かし**
きず、欠点のこと。法律用語でよく使われます。

⑥**なめこ**
ぬめりのあるキノコ。「ぬめらっこ」が「なめこ」になりました。

⑦**しゅろ**
ヤシの木の一種。育てやすいので、民家でもときどき見かけます。

⑧**ゆんで**
弓を持つほうの手。左手。右手は馬手《めて》。

⑨**かしこまる**
目上の人に恐れ慎む態度をとること。慎んで承知すること。

⑩**ひざまずく**
膝を地につけ身をかがめること。敬意を表す動作。

⑪**はかばかしい**
物事が順調に進むさま。「進み具合が捗捗しくない」。

⑫**はくびしん**
ジャコウネコ科のほ乳類。額から鼻筋を通る白帯があります。

⑬**こむそう**
尺八を吹いて物乞いをする僧。大きな編み籠を被っています。

⑭**まゆつばもの**
信用できないもの。化かされないよう眉に唾をつけたことから。

⑮**あかだし**
八丁味噌などの赤味噌を用いて作った味噌汁。

⑯**こしょくそうぜん**
古めかしく趣があるさま。「古色蒼然たるたたずまい」。

自然にまつわる漢字です。読みを答えてください。

① 颪

② 海嘯

③ 漣

④ 風巻

⑤ 鎌鼬

⑥ 虎落笛

⑦ 砂嘴

⑧ 旱

⑨ 日照雨

⑩ 払暁

⑪ 泥濘

⑫ 叢雨

⑬ 地辷り

⑭ 黒南風

⑮ 滂沱

⑯ 霹靂神

解答

① **おろし**
山から吹き降りてくる強い風。「六甲おろし」のおろしです。

② **かいしょう**
満潮時、河口に入る波が垂直の壁になって逆流する現象。

③ **さざなみ**
水面に細かく立つ波。心の動揺や小さな争いごとにも使います。

④ **しまき**
風が激しく吹き荒れること。また、その風。

⑤ **かまいたち**
鎌で切ったような傷ができる現象。いたちのしわざとされました。

⑥ **もがりぶえ**
冬の強風が、柵や竹垣に吹きつけて鳴らす笛のような音。

⑦ **さし**
砂や小石が海中に細長く堆積したもの。「三《み》保《ほ》の松原」の類。

⑧ **ひでり**
長い間雨が降らず、日が照りつけること。かんばつ。

⑨ **そばえ**
ある場所でだけ降っている雨。「狐の嫁入り」もこれです。

⑩ **ふつぎょう**
明け方。あかつき。薄暗がりを払いのける感じがしますね。

⑪ **ぬかるみ**
雨や雪で泥がゆるんで、ぬかるところ。ハマると抜けません。

⑫ **むらさめ**
ざっと激しく降ったかと思うとやみ、やんではまた降る雨。

⑬ **じすべり**
山や斜面の表層部の土砂が、下方へすべり動くこと。

⑭ **くろはえ**
梅雨入りの頃に吹く南風。空が暗くなるので「黒南風」。

⑮ **ぼうだ**
雨が激しく降るさま。涙がとめどなく流れるさまにも言います。

⑯ **はたたがみ**
激しく鳴りとどろく雷。「はたた」は激しい音のようす。

植物の名前です。漢字の読みを答えてください。

① 翌檜

② 天糸瓜

③ 三椏

④ 笋

⑤ 紫雲英

⑥ 繁縷

⑦ 薺

⑧ 蕁麻

⑨ 茴香

⑩ 石蕗

⑪ 椴松

⑫ 針槐

⑬ 無患子

⑭ 車前草

⑮ 刀豆

⑯ 虎杖

① **あすなろ**
檜《ひのき》に比べると小さい常緑樹。「明日は檜になろう」であすなろ。

② **へちま**
実の繊維は、たわしに利用。茎からヘチマ水が採れます。

③ **みつまた**
樹皮は和紙の原料。枝が3つずつに分かれています。

④ **たけのこ**
竹の子。古くは「たかむな」とも。

⑤ **げんげ**
蓮華草のこと。春、蓮の花に似た小さな花をつけます。

⑥ **はこべ**
春の七草の一つ。「はこべら」のこと。

⑦ **なずな**
春の七草の一つ。「ぺんぺん草」のこと。

⑧ **いらくさ**
葉と茎に細かいとげがあり、触れると痛みを感じます。

⑨ **ういきょう**
セリの一種。胃薬や香料、ハーブとして重宝されます。

⑩ **つわぶき**
フキに似た葉で、つやがあるので「つわぶき」に。

⑪ **とどまつ**
もみの木の一種。北海道以北に自生する常緑高木。

⑫ **はりえんじゅ**
「ニセアカシア」とも。街路樹に多く、白い花が咲きます。

⑬ **むくろじ**
黒い種は「羽根つき」用の羽根の球になります。

⑭ **おおばこ**
道端に生える草。踏まれるのにはやたら強い、雑草の鑑《かがみ》です。

⑮ **なたまめ**
豆のさやがナタのような形。福神漬けの七種の材料の一つ。

⑯ **いたどり**
山野に自生し、若葉や茎は食べられます。「すかんぽ」とも。

生き物の名前です。漢字の読みを答えてください。

① 孑孒

② 砂滑

③ 鼈

④ 冬眠鼠

⑤ 螽斯

⑥ 篦鹿

⑦ 穿山甲

⑧ 海狸

⑨ 水爬虫

⑩ 水黽

⑪ 膃肭臍

⑫ 儒艮

⑬ 石竜子

⑭ 逆戟

⑮ 蛞蝓

⑯ 袋鼠

① **ぼうふら**
蚊の幼虫。水中で棒を振るように泳ぐさまから、この名に。

② **すなめり**
小型のイルカ。頭が丸く背びれがなく、日本近海にもいます。

③ **すっぽん**
カメの一種。あごの力が強く、一度かみつくと離しません。

④ **やまね**
ネズミの仲間。文字どおり冬眠します。つぶらな瞳がかわいい。

⑤ **きりぎりす**
「ちょん、ぎーす」と鳴く秋の虫。昔は「こおろぎ」と呼ばれた。

⑥ **へらじか**
最大のシカ。水辺の草原にすみ、角の形がへらに似ています。

⑦ **せんざんこう**
恐竜のような見た目で、堅い角質が鱗《うろこ》のようになっています。

⑧ **ビーバー**
前歯と平たい尾が特徴。ダムで水をせき止めて巣づくりします。

⑨ **たがめ**
カメムシの一種。日本の水生昆虫では最大。肉食性でどうもう。

⑩ **あめんぼ**
細長い体と足で水上に浮かび、飴のような甘い匂いを放ちます。

⑪ **おっとせい**
名はアイヌ語の「オンネップ」から。一夫多妻だそうです。

⑫ **ジュゴン**
子を抱いて授乳する姿から、人魚のモデルになったようです。

⑬ **とかげ**
多くは体長20センチ前後。切れやすい尻尾は、再生します。

⑭ **さかまた**
シャチのこと。白黒の体色が特徴的。クジラやイルカは親戚です。

⑮ **なめくじ**
巻貝ですが貝殻は退化。塩で縮むのは水分が出てしまうから。

⑯ **カンガルー**
オーストラリアに生息する有袋類。「更格廬」とも書きます。

鳥の名前です。漢字の読みを答えてください。

①家鴨
②百舌鳥
③金糸雀
④啄木鳥
⑤駝鳥
⑥鴛鴦
⑦鶺鴒
⑧信天翁
⑨矮鶏
⑩交喙
⑪鶚
⑫鶫
⑬木菟
⑭告天子
⑮時鳥
⑯鵲

① **あひる**
童話「みにくいアヒルの子」でおなじみ。カモの仲間。

② **もず**
カエルなど獲物を枝に突き刺す「はやにえ」という習性があります。

③ **かなりあ**
日本には江戸時代に伝わり、あの葛飾北斎《かつしかほくさい》の絵にも登場します。

④ **きつつき**
石川啄木《いしかわたくぼく》は、啄木鳥の木を叩《たた》く音を好み、この名前を使いました。

⑤ **だちょう**
鳥類最大で体高約2・5m。飛べませんが、時速70㎞で走ります。

⑥ **おしどり**
「鴛鴦夫婦」と言いますが、じつは相手は毎年変わります。

⑦ **せきれい**
早歩きが得意で、長い尾羽をひょこひょこと振るのが特徴。

⑧ **あほうどり**
特別天然記念物。ゴルフの「アルバトロス」は信天翁のこと。

⑨ **ちゃぼ**
ニワトリの一種。小型で尾羽が立っています。

⑩ **いすか**
上下で食い違ったくちばしで、まつぼっくりを開いて食べます。

⑪ **うずら**
一羽の鶉からは、一種類の模様の卵しか生まれません。

⑫ **つぐみ**
少し走っては胸を張って止まり、という動作を繰り返します。

⑬ **みみずく**
目の上の羽をウサギの耳になぞらえ、この名前がつきました。

⑭ **ひばり**
空高く飛びながらさえずるので、この字がついたそうです。

⑮ **ほととぎす**
他にも子規・杜鵑・不如帰…など、とても別の字が多い鳥です。

⑯ **かささぎ**
サギではなく、カラスの仲間。白と黒のツートーンが特徴です。

食べ物の名前です。漢字の読みを答えてください。

① 金鍔	⑤ 海鼠腸	⑨ 皮蛋	⑬ 麦藷蕷
② 羹	⑥ 搾菜	⑩ 麺媽	⑭ 強飯
③ 海参	⑦ 鹿尾菜	⑪ 巻繊汁	⑮ 塩汁
④ 雁擬	⑧ 粽	⑫ 鮓	⑯ 搗栗

① **きんつば**
あんを小麦粉の生地で包んで焼いた和菓子。

② **あつもの**
肉や野菜を入れて作った、熱いお吸い物。

③ **いりこ**
干しなまこ。いわしの「炒り子」とは別物。高級食材です。

④ **がんもどき**
豆腐と野菜を混ぜて揚げた精進料理。「がんも」と略されます。

⑤ **このわた**
ナマコの腸の塩辛。古くはナマコを「こ」と呼んでいたそうです。

⑥ **ざーさい**
中国四川省の漬物。中華料理屋さんでおなじみです。

⑦ **ひじき**
海岸近くの岩場に生える海藻。煮物はお惣菜の定番ですね。

⑧ **ちまき**
もち米や餅を葉っぱで包み、蒸したもの。端午の節句に食べます。

⑨ **ぴーたん**
アヒルの卵を熟成させた食べ物。好き嫌いが分かれる食材ですね。

⑩ **めんま**
麻竹のたけのこを発酵させた食材。ラーメンには欠かせません。

⑪ **けんちんじる**
油で炒めた野菜と豆腐を具にしたすまし汁。元は精進料理でした。

⑫ **すし**
寿司は「寿を司る」という縁起を担いだ当て字です。

⑬ **むぎとろ**
麦飯にとろろをかけたもの。「薯《しょ》蕷《よ》」は長芋や山芋の別名です。

⑭ **こわいい**
粥《かゆ》よりも硬い、蒸した米。「こわめし」「ごはん」とも読みます。

⑮ **しょっつる**
魚を塩漬けにして発酵させた魚醤《ぎょしょう》。秋田県の特産品です。

⑯ **かちぐり**
乾燥させた栗。「勝ち」を連想させる縁起物の一つです。

生活に関係したものの名前です。漢字の読みを答えてください。

① 紙縒

② 俎

③ 御虎子

④ 褞袍

⑤ 行李

⑥ 魚籠

⑦ 篦

⑧ 坩堝

⑨ 鑢

⑩ 雪洞

⑪ 簀子

⑫ 鏝

⑬ 篩

⑭ 法被

⑮ 抽斗

⑯ 湯湯婆

① **こより**
紙を糸のように撚《よ》ったもの。水引もこの一種です。

② **まないた**
「俎上《そじょう》の魚」は逃げ場のない者のたとえ。

③ **おまる**
幼児や病人が使う便器。「放《ま》る」は排泄《はいせつ》するという意味。

④ **どてら**
綿を入れ、ゆったりと作った着物。防寒用に着ます。

⑤ **こうり**
柳や竹、籐《とう》で編んだ箱。今ではあまり見なくなりました。

⑥ **びく**
魚を入れておくかご。浦島太郎が腰に提げているのはこれ。

⑦ **へら**
先を平らにした道具。坐禅では「竹箆《しっぺい》」を使います。

⑧ **るつぼ**
金属を溶かすつぼ。いろいろなものが混ざる状態。「人種の坩堝」。

⑨ **やすり**
ものを削る道具。紙やスポンジの鑢もあります。

⑩ **ぼんぼり**
小型のあんどん。六角形の木枠で、長柄《ながえ》と台座がつきます。

⑪ **すのこ**
板や竹を間をあけて組んだもの。湿気除けに押入れに使うことも。

⑫ **こて**
壁面などに塗材を塗りつけるための工具。

⑬ **ふるい**
粒状のものを選別する道具。網状のものが一般的です。

⑭ **はっぴ**
祭りの際に着用する衣装。応援などでも着用されています。

⑮ **ひきだし**
机やたんすに取りつけて、物をしまう箱。中国語由来の漢字です。

⑯ **ゆたんぽ**
体を温める道具。徳川《とくがわ》綱吉《つなよし》は犬型の湯たんぽを愛用していました。

歴史文化にまつわる漢字です。読みを答えてください。

① 脇息

② 垂撥

③ 象嵌

④ 堆朱

⑤ 篆刻

⑥ 蒔絵

⑦ 螺鈿

⑧ 祥瑞

⑨ 抱瓶

⑩ 茶筅

⑪ 蹲踞

茶室に入る前に――で手を清める

⑫ 躙口

⑬ 鉦鼓

⑭ 畳紙

⑮ 焙炉

⑯ 矢壺

①きょうそく
座ったとき肘をのせる道具。殿様が脇に置いているアレです。

②すいばち
花瓶を壁にかけるための道具。茶道で用いられます。

③ぞうがん
地の素材を彫り、そこに別の素材をはめ込む技法のこと。

④ついしゅ
漆を何度も塗り重ね、それを彫って模様をつける技法。

⑤てんこく
はんこを彫ること。主に篆書体《てんしょたい》を彫るのでこう呼ばれます。

⑥まきえ
漆器の装飾技法。漆で模様を描き、金粉などを付着させます。

⑦らでん
貝殻の真珠色に光る部分を漆器などに貼りつける装飾技法。

⑧しょんずい
中国・明の末期に作られた、白地に青の模様が特徴の磁器。

⑨だちびん
沖縄の携帯用酒瓶。体にフィットするよう側面を曲げています。

⑩ちゃせん
抹茶を点てるための茶道具。泡立て器のような見た目です。

⑪つくばい
茶室の庭に置かれた鉢。茶事の前に手や口を清めます。

⑫にじりぐち
茶室の小さい入り口。60~70センチ四方ほどしかありません。

⑬しょうこ
雅楽で使う打楽器。木の枠に吊《つ》り下げられた鉦《かね》で演奏します。

⑭たとうがみ
着物を包むための紙。大事な着物を湿気から守ってくれます。

⑮ほいろ
茶葉や海苔《のり》を乾燥させるための道具。下に炭火を置いて使います。

⑯しこ
矢を入れて携帯する容器。主に竹やフジの蔓《つる》でできています。

日本文化にまつわる漢字です。読みを答えてください。

① 盂蘭盆

② 灌仏会

③ 左義長

④ 施餓鬼

⑤ 流鏑馬

⑥ 修二会

⑦ 三隣亡

⑧ 半夏生

⑨ 越天楽

⑩ 催馬楽

⑪ 数寄屋

⑫ 信楽焼

⑬ 阿闍梨

⑭ 烏帽子

⑮ 新嘗祭

⑯ 石橋物

① うらぼん
お盆のこと。8月に行うのが一般的ですが、7月に行う地域も。

② かんぶつえ
4月8日のお釈迦《しゃか》様の誕生を祝う行事。花祭りとも言います。

③ さぎちょう
1月15日に行う火祭。「どんど焼き」といえばピンとくるかも?

④ せがき
餓鬼道で苦しむもののために、水や食べ物を供える法会のこと。

⑤ やぶさめ
馬に乗って走りながら、矢で的を射る競技。神聖な儀式です。

⑥ しゅにえ
旧暦二月に行う法会。奈良の東大寺では千年以上続く伝統行事。

⑦ さんりんぼう
家を建てると、隣三軒まで災いが及ぶとして忌み嫌われる日。

⑧ はんげしょう
7月2日ごろのことで、田植えを終える目安とされていました。

⑨ えてんらく
雅楽《ががく》の曲名。中国から伝わった唐楽の一つ。

⑩ さいばら
平安時代の歌謡曲。民謡を雅楽風に編曲して歌ったものです。

⑪ すきや
茶の湯を行う場所のこと。「すき」は風流を好むという意味です。

⑫ しがらきやき
滋賀県の信楽《しがらき》で作られる陶器。有名な狸の置き物も信楽焼です。

⑬ あじゃり
弟子の模範になる師匠、高僧のことです。

⑭ えぼし
時代劇でよく見る、男性用の被り物。カラス色の帽子という意味。

⑮ にいなめさい
稲の収穫を祝う宮中行事。今は「勤労感謝の日」になっています。

⑯ しゃっきょうもの
歌舞伎などで獅子を題材にしたものの呼び名。『連獅子《れんじし》』など。

体にまつわる漢字です。漢字と正しい読みがなを線でつないでください。

①

踵・　・あしうら

踝・　・かかと

蹠・　・くるぶし

②

鳩尾・　・みけん

蟀谷・　・こめかみ

眉間・　・みぞおち

③

肉刺・　・にきび

黒子・　・まめ

面皰・　・ほくろ

④

腎盂・　・しんか

心窩・　・じんう

鼠径・　・そけい

①

踵　踝　蹠

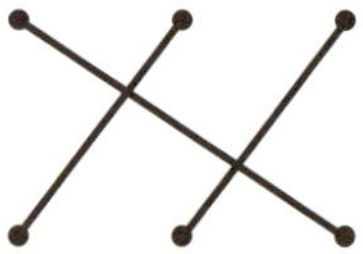

あしうら　かかと　くるぶし

②

鳩尾　蟀谷　眉間

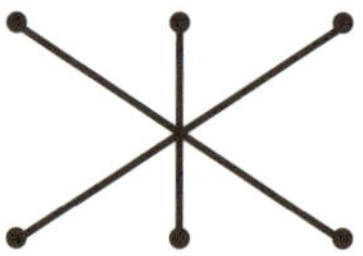

みけん　こめかみ　みぞおち

③

肉刺　黒子　面皰

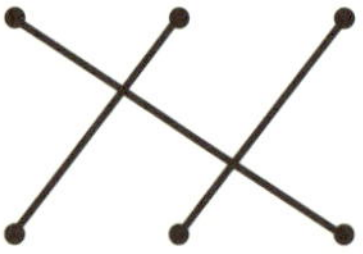

にきび　まめ　ほくろ

④

腎盂　心窩　鼠径

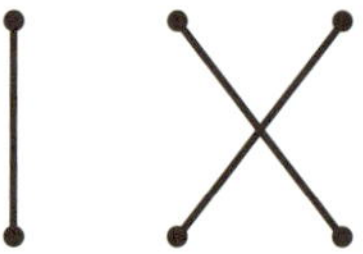

しんか　じんう　そけい

国や都市の名前です。漢字と正しい読みがなを線でつないでください。

①
白耳義・　・フィンランド
芬蘭土・　・ブルガリア
勃牙利・　・ベルギー

②
維也納・　・ウィーン
威内斯・　・モスクワ
莫斯科・　・ベニス

③
埃及・　・デンマーク
丁抹・　・スウェーデン
瑞典・　・エジプト

④
伯林・　・ベルリン
聖林・　・ハリウッド
羅府・　・ロサンゼルス

①

白耳義
芬蘭土
勃牙利

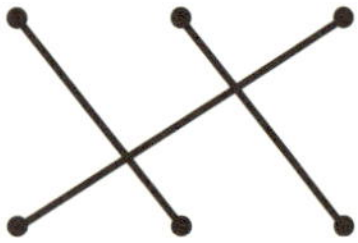

フィンランド
ブルガリア
ベルギー

②

維也納
威内斯
莫斯科

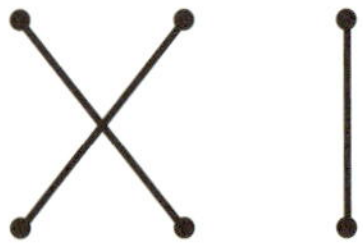

ウィーン
モスクワ
ベニス

③

埃及
丁抹
瑞典

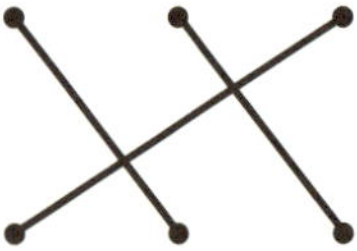

デンマーク
スウェーデン
エジプト

④

伯林
聖林
羅府

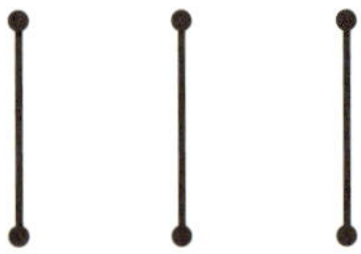

ベルリン
ハリウッド
ロサンゼルス

偉人の名前です。漢字と正しい読みがなを線でつないでください。

①
貝多芬・　・シューベルト
莫差特・　・ベートーベン
叔伯特・　・モーツァルト

②
哥白尼・　・ダビンチ
達芬奇・　・ナポレオン
奈破崙・　・コペルニクス

③
愛迪生・　・ノーベル
諾貝爾・　・ディズニー
迪斯尼・　・エジソン

④
蒙旦・　・ランボー
蘭波・　・モンテーニュ
歌徳・　・ゲーテ

①

貝多芬 — ベートーベン
莫差特 — モーツァルト
叔伯特 — シューベルト

②

哥白尼 — コペルニクス
達芬奇 — ダビンチ
奈破崙 — ナポレオン

③

愛迪生 — エジソン
諾貝爾 — ノーベル
迪斯尼 — ディズニー

④

蒙旦 — モンテーニュ
蘭波 — ランボー
歌徳 — ゲーテ

動詞の漢字の読みを答えてください。

①覆す
②論う
③承る
④弁える
⑤遜る
⑥唆す
⑦準える
⑧迸る
⑨訝る
⑩弄ぶ
⑪贖う
⑫拱く
⑬滞る
⑭慮る
⑮流離う
⑯躊躇う

① くつがえす
ひっくり返す。根本から変えること。「判決を覆す重大な証拠」。

② あげつらう
欠点や短所を言い立てること。「過去の過ちを論う」。

③ うけたまわる
聞く、引き受ける、承諾するの謙譲語。「ご注文を承ります」。

④ わきまえる
物事の違いを見分ける。「立場を弁えて発言する」。

⑤ へりくだる
相手を敬い自分を低くする。謙遜する。「遜った態度」。

⑥ そそのかす
よくない行動をするよう、おだてたりして誘いすすめること。

⑦ なぞらえる
たとえる。他のものに似せる。「物語に準えた作曲」。

⑧ ほとばしる
勢いよく飛び散る。「ホースから水が迸る」。

⑨ いぶかる
不審に思う。「彼の発言を訝る」。

⑩ もてあそぶ
手で持って遊ぶ。思うままにあやつる。「人を弄ぶ」。

⑪ あがなう
罪の償いをする。「死をもって罪を贖う」。

⑫ (手を)こまねく
手出しせずに傍観している。「手を拱いて待つわけにはいかない」。

⑬ とどこおる
物事が順調に進まない。支払いが遅れる。「借金返済が滞る」。

⑭ おもんぱかる
あれこれ思いめぐらす。「彼女の体調を慮って早く帰ることにした」。

⑮ さすらう
目的地を決めず、あてもなく歩きまわること。「街を流離う」。

⑯ ためらう
しようかしまいか迷う。「家族に電話するのを躊躇う」。

副詞の漢字の読みを答えてください。

① 徐ら	② 予め	③ 剰え	④ 頑なに
⑤ 殆ど	⑥ 夙に	⑦ 頗る	⑧ 懇ろに
⑨ 蓋し	⑩ 強ち	⑪ 苟も	⑫ 具に
⑬ 悉く	⑭ 徐に	⑮ 延いては	⑯ 挙って

① **やおら**
ゆっくりと。そっと。「急に、いきなり」の意味で使うのは誤用。

② **あらかじめ**
物事が始まる前に、あることをしておくこと。「予め準備をする」。

③ **あまつさえ**
そのうえ。おまけに。「道に迷い、剰え雨もひどくなってきた」。

④ **かたくなに**
意地を張って自分の意見を変えないさま。「頑なに拒む」。

⑤ **ほとんど**
大部分。おおかた。「殆どの仕事が片付いた」。

⑥ **つとに**
ずっと前から。早くから。「彼の優秀さは夙に知れ渡っている」。

⑦ **すこぶる**
非常に。たいへん。「頗る調子がいい」。

⑧ **ねんごろに**
心をこめて。丁寧に。「懇ろにもてなす」。

⑨ **けだし**
確かに。まさしく。「蓋し正しいと言うべきであろう」。

⑩ **あながち**
一方的に決めつけられないさま。「強ち間違いともいえない」。

⑪ **いやしくも**
仮にも。「苟も社長たる者がすべきことではない」。

⑫ **つぶさに**
すべてをもれなく。詳細に。「具に観察する」。

⑬ **ことごとく**
すべて。残らず。「チャンスを悉く潰す」。

⑭ **おもむろに**
落ち着いて行動するさま。「不意に」という意味で使うのは×。

⑮ **ひいては**
それだけにとどまらず。「己のため、延いては国のためになる」。

⑯ **こぞって**
全員で。「新しい規則に社員は挙って反対した」。

形容詞の漢字の読みを答えてください。

① 微か	⑤ 忝い	⑨ 羨ましい	⑬ 疚しい
② 鈍い	⑥ 喧しい	⑩ 麗らか	⑭ 見窄らしい
③ 恭しい	⑦ 脆い	⑪ 忙しない	⑮ 眩い
④ 夥しい	⑧ 疎か	⑫ 艶めかしい	⑯ 相応しい

①かすか
物の形や音がかろうじてわかるさま。弱々しい様子にも用います。

②のろい
動きや進行の速度が遅いさま。各駅停車を「鈍行」と呼ぶことも。

③うやうやしい
丁寧で礼儀正しいさま。「恭しく礼をする」。

④おびただしい
数や量がとても多いこと。たいてい悪い意味で使われます。

⑤かたじけない
ありがたい。また、恐れ多い。時代劇でよく聞く言葉です。

⑥かまびすしい
うるさい、やかましい、騒がしいさま。「喧しい工事の音」。

⑦もろい
持ちこたえる力が弱いこと。心の状態にも使います。

⑧おろそか
いいかげんなさま。「勉学を疎かにすると先生に叱られますよ」。

⑨うらやましい
恵まれた人や優れた物事を見て、自分もそうなりたいと思う気持ち。

⑩うららか
空が晴れて、太陽がのどかに照っているさま。春の季語です。

⑪せわしない
気が急いて落ち着かない様子。「忙しなく部屋を歩きまわる」。

⑫なまめかしい
姿やしぐさが色っぽいこと。「艶めかしい後ろ姿」。

⑬やましい
良心に恥じるところがある様子。「うしろめたい」とも言います。

⑭みすぼらしい
外見が貧弱である、もしくは身なりが見苦しいさま。

⑮まばゆい
光が強くて目をあけていられないさま。まぶしい。

⑯ふさわしい
似合っていて、ぴったりな様子。「相応」の意味からの当て字。

第4章

さらにハイレベル！書けそうで書けない漢字編

全162問

第4章は、「苦手」という人が多い書き取りの問題と、少しトンチを利かせたパズル問題です。漢字で書かれたものを読むことはできるのに、いざ書こうとするとなかなか書けないということがありますよね。そんな言葉をたくさん集めてみました。

漢字実力レベル診断

何問正解できたか採点して、自分の実力をチェックしてみましょう。

130問正解：博　士レベル

100問正解：秀　才レベル

70問正解：一般人レベル

小手調べ問題です。次の言葉の傍線部を漢字にしてください。

①みやげ話
⑤いざよい
⑨お酒をつぐ
⑬大わらわ

②剣道のしない
⑥あくを抜く
⑩みえっぱり
⑭じゅず

③さすが
⑦うつつを抜かす
⑪おみき
⑮おしょう

④みくだりはん
⑧刀のさや
⑫ほてい様
⑯あまのじゃく

① **土産**
土地の産物を「みやげ」と当て字に。「どさん」とも読みます。

② **竹刀**
割いた竹を4本組み合わせて使う、剣道の刀。

③ **流石**
「漱石枕流」を無理やりこじつけた中国の故事に由来。

④ **三行半**
江戸時代、夫が妻に出す離縁状の文面が、三行半だったことから。

⑤ **十六夜**
十五夜の満月から一日後で、月がためらいながら上ってくる夜。

⑥ **灰汁**
本来は、灰を溶かした上澄み液で、洗い物や染め物に使います。

⑦ **現**
目が覚めている状態、正気の状態。生きている状態の意味も。

⑧ **鞘**
刀の覆い。小次郎《こじろう》は戦いの前に捨てたので、武蔵《むさし》に敗れた!?

⑨ **注ぐ**
液体を容器に流し入れること。「そそ（ぐ）」とも読みます。

⑩ **見栄**
見た目、外見の意から、体裁を繕う意味に。「見得」とも書きます。

⑪ **御神酒**
神前に供える酒。神社の前に並ぶ、薦《こも》で包んだ酒もよく見ます。

⑫ **布袋**
七福神の一人で、大きなお腹を出し、布の袋を背負った姿が特徴。

⑬ **大童**
奮闘中。大人の髪が乱れ、子ども（童）のようになった状態から。

⑭ **数珠**
仏様を拝むときに持つ、珠《たま》を連ねた仏具で、珠の数は本来百八個。

⑮ **和尚**
お寺の住職。宗派によっては「わじょう」「かしょう」なども。

⑯ **天邪鬼**
ひねくれ者の意味。四天王に踏みつけられている妖怪の像も多数。

小手調べ問題です。次の言葉の傍線部を漢字にしてください。

①のりと

②三ずの川

③さん瑚

④桶《おけ》はざ間《ま》

⑤あぐら

⑥漁ふの利

⑦いわゆる

⑧臼《うす》ときね

⑨えこ贔屓《ひいき》

⑩ふに落ちない

⑪が礫《れき》の山

⑫すごろく

⑬きざなやつ

⑭きさらぎ

⑮こうしとなす

⑯更てつ

① **祝詞**
神主さんが読み上げる文章で、古代の言葉で書かれています。

② **三途**
死者が渡る川で、渡るには六文のお金が必要とされています。

③ **珊瑚**
暖かい海にある、サンゴ虫という動物の骨格が集まったものです。

④ **桶狭間**
織田信長《おだのぶなが》が今川義元《いまがわよしもと》を破った戦いの場所で、「狭間」は谷間のこと。

⑤ **胡座**
膝を広げて足を組んだ座り方。「胡《こ》」の人の座り方という意味。

⑥ **漁夫**
「漁夫の利」は、第三者が、苦労をせずに利益を手にすること。

⑦ **所謂**
「謂《い》う所《ところ》の」という意味の漢文に「いわゆる」の読み方を当てました。

⑧ **杵**
臼《うす》に入れた穀物をつくための道具で、月のウサギも持っています。

⑨ **依怙贔屓**
一方だけの肩を持つことで、依怙も贔屓も同様の意味。

⑩ **腑**
内臓のことで、「腑に落ちない」は、納得できない、の意味。

⑪ **瓦礫**
瓦と小石。特に、災害や爆破で壊された建物を言います。

⑫ **双六**
サイコロを振って出た目の数だけ進み、上がりを競うゲーム。

⑬ **気障**
気取って嫌味な感じの態度。気障《きざわ》りの略。

⑭ **如月**
元は陰暦2月の名称で「衣更着」とも書きます。語源には諸説あり。

⑮ **嚆矢**
戦いをはじめる鏑矢《かぶらや》のことで、物事のはじめの意味。

⑯ **更迭**
高い地位や役職にある人を辞めさせて、別の人にすること。

次の言葉の傍線部を漢字にしてください。

① こ息な態度
② たつみの方角
③ 松やに
④ こま回し
⑤ さい先がいい
⑥ 駄じゃれ
⑦ 道をう回
⑧ 高ねの花
⑨ 力士の大いちょう
⑩ しだ植物
⑪ 玄関のたたき
⑫ 捨てぜりふ
⑬ う合の衆
⑭ おいらん
⑮ 旅のいざない
⑯ うどの大木

① **姑息**
一時的な間に合わせのことで、ずるいという意味ではありません。

② **巽**
辰《たつ》と巳《み》の間で南東の方角。北東は艮《うしとら》、南西は坤《ひつじさる》、北西は乾《いぬい》。

③ **松脂**
松の木の樹皮から分泌される樹脂。滑り止めなどに使われます。

④ **独楽**
手やひもで回して遊ぶ玩具。独りで楽しんで回すことから。

⑤ **幸先**
何かを始めるときに、いいことが起こると感じさせる前兆。

⑥ **駄洒落**
つまらない洒落《しゃれ》。つまらないかどうかは、周りが決める?

⑦ **迂回**
崖崩れや事故などで、通れないところを避け、回り道をすること。

⑧ **高嶺**
高い山の頂《いただき》。「高嶺の花」は、見るだけで手が届かないという意味。

⑨ **大銀杏**
力士が結う髪型。銀杏を表す英語「ginkgo《ギンコー》」はこの漢字から。

⑩ **羊歯**
胞子で増える植物で、ワラビやゼンマイなども羊歯の仲間です。

⑪ **三和土**
玄関や台所の土間。3種類の土を、たたいて固めたことから。

⑫ **台詞**
役者が舞台の上でしゃべる言葉。「科白《せりふ》」とも書きます。

⑬ **烏合**
規律なく集まること。「烏合の衆」は、まとまりのない集団のこと。

⑭ **花魁**
江戸の遊女の中でも位の高い女性。「ありんす」など、口調が独特。

⑮ **誘い**
「誘《さそ》う」の雅《みやび》な言い方。テレビ番組や雑誌のタイトルで使われます。

⑯ **独活**
苦味が美味な野菜。「独活の大木」は、大きいだけの役立たずの意味。

次の言葉の傍線部を漢字にしてください。

① ろれつが回らない
② からまつ
③ うるさい
④ らせん階段
⑤ うなずく
⑥ いやさか
⑦ さいころ
⑧ きめが細かい
⑨ さざえの壺焼き
⑩ お祭りのだし
⑪ 山あいの村
⑫ わくらば
⑬ もくろみ
⑭ なすすべがない
⑮ にわか雨
⑯ のどかな海

① 呂律
言葉の調子。日本音階の二つの音程をあわせた、「りょりつ」から。

② 落葉松
松の仲間ですが、落葉するのでこの字に。堅くて丈夫な木材。

③ 五月蝿い
五月に飛ぶ蝿は、特にうるさいのでこの表記になったそうです。

④ 螺旋
螺《つぶ》は、渦巻状の巻き貝。現代では、DNA《ディーエヌエー》の二重螺旋構造が有名。

⑤ 首肯く
首を肯定的に縦に動かすことから。「頷《うなず》く」とも書きます。

⑥ 弥栄
弥は、「たくさん重なる」という意味。ますます栄えること。

⑦ 骰子
立方体に1から6の目を刻んだもの。「賽子《さいころ》」とも書きます。

⑧ 肌理
肌の表面の具合。「肌理が細かい」は、気遣いの意味もあります。

⑨ 栄螺
壺焼きがおいしい巻き貝。すむ環境によって殻の形が変化します。

⑩ 山車
お祭りで引く、飾りをつけた屋台。「だんじり」と呼ぶ地域も。

⑪ 山間
間《あい》は「あいだ」という意味。「幕間《まくあい》」「間《あい》の手《て》」なども同じ用法。

⑫ 病葉
病気で変色して枯れた葉。病を「わくら」とは読みません。

⑬ 目論見
目論《もくろ》むこと。計画や企てのこと。

⑭ 術
術は方法や手段。「なす術がない」は、手の打ちようがないの意味。

⑮ 俄雨
俄は「急に」「突然に」の意味。俄雨は、突然降ってすぐやむ雨。

⑯ 長閑
閑は「静か」「ひま」の意味。長閑は、静かでのんびりしたさま。

同音異義語の問題です。□□に当てはまる漢字を入れてください。

①　アンショウ
A　□□に乗り上げる
B　□□番号を変更する

②　イシ
A　□□の疎通をはかる
B　出馬の□□を固めた

③　イチリ
A　百害あって□□なし
B　君の言い分にも□□ある

④　カイコ
A　□□趣味が流行する
B　会社を□□される

⑤　カイホウ
A　仕事から□□される
B　部屋を□□する

⑥　カセツ
A　電線を□□する
B　□□住宅を建設中

⑦　カンシ
A　衆人□□の中で起きた
B　□□の目が光る

⑧　カンショウ
A　□□にひたる
B　休日は映画□□をする

①
A 暗礁 B 暗証
暗礁は、水面下に隠れている岩礁で、船舶の航行には危険。暗証は、本人確認のためにあらかじめ届けてある数字など。

②
A 意思 B 意志
意思は、何かをしたいという思いや考え。意志は、物事を行うにあたって、それを実現しようとする、あるいは阻止しようとする強い志。

③
A 一利 B 一理
一利は、一つだけの利益。ある一面からの利益のこと。一理は、「もっともだ」「なるほど」と思えるような理由のこと。

④
A 懐古 B 解雇
懐古は、昔を懐かしく思うこと。似た言葉の「回顧」は、過ぎ去ったことを顧《かえり》みることです。解雇は、雇っていた人を辞めさせること。

⑤
A 解放 B 開放
解放は、身体や心の束縛を解き放って自由にすること。開放は、窓や戸を開け放ったり、禁止事項などを取りやめたりすること。

⑥
A 架設 B 仮設
架設は、支えを設けて、比較的高い位置に架け渡すこと。仮設は、ある一定期間だけ、臨時に設置すること。

⑦
A 環視 B 監視
環視は、周りから多くの人が取り囲んで見つめること。監視は、規則を破るものが出ないように、きちんと見張ること。

⑧
A 感傷 B 鑑賞
感傷は、ある理由で悲しい、あるいは寂しい気持ちになること。鑑賞は、芸術作品を理解し、深く味わうこと。

同音異義語の問題です。□□に当てはまる漢字を入れてください。

① キセイ
A 政治資金□□法
B 交通□□をする

③ キョウカイ
A □□で結婚式を挙げる
B 観光□□の運営を担う

⑤ コウフ
A 憲法を□□する
B 免許証を□□する

⑦ シュウトク
A 学校の単位を□□する
B 交番に□□物を届ける

② キュウメイ
A 真相の□□を急ぐ
B □□胴衣を着用する

④ キョウコウ
A □□採決に踏み切る
B □□な態度をとる

⑥ シモン
A □□委員会で検討する
B 口頭□□を受ける

⑧ ショウカイ
A みんなの前で自己□□
B 勤務先へ身元を□□する

①

A 規正　B 規制

規正は、規則に従って悪い点を正すこと。規制は、規則によって物事を制限すること。規正のほうが緩いので、「政治資金規正法」なんですね。

②

A 究明　B 救命

究明は、真理や真実を追究して、明らかにすること。救命は、危険にさらされている人の命を救うこと。

③

A 教会　B 協会

教会は、礼拝や儀式を行うキリスト教などの宗教団体の建物。協会は、ある目的のために会員が集まって運営する組織。

④

A 強行　B 強硬

強行は、反対を無理やりに押し切って物事を行うこと。強硬は、自分の考えを強く押し通そうとすること。

⑤

A 公布　B 交付

公布は、新しい法律などを世の中に広く知らしめること。交付は、役所などが、申し出に応じ書類や金品などを渡すこと。

⑥

A 諮問　B 試問

諮問は、学者や識者に意見を尋ね、求めること。試問は、学力などの確認のために、質問に答えさせること。

⑦

A 修得　B 拾得

修得は、学問や技術を修めて、身につけること。拾得は、落し物を拾うこと。警察に届けなければ犯罪です。

⑧

A 紹介　B 照会

紹介は、知らない人どうしを引き合わせて、仲立ちすること。照会は、問い合わせて確認すること。

同音異義語の問題です。□□に当てはまる漢字を入れてください。

① ジョウセキ
A 囲碁の□□
B 将棋の□□

② シンコウ
A 地場産業を□□する
B 目的地へ、出発□□

③ セイサン
A 借金をすべて□□する
B 駐車場の料金□□機

④ タンカ
A けが人を□□で運ぶ
B 歌会始で□□を詠む

⑤ ダンカイ
A 父は□□の世代
B 一定の□□まで発展する

⑥ テンカ
A 食品に□□する
B 責任を□□する

⑦ フシン
A 建物を□□する
B □□な人物の目撃談

⑧ ヘイコウ
A 突然、□□感覚を失う
B □□輸入で手に入れる

①
A 定石　B 定跡

定石は、その場面では定番の打ち方で、囲碁なので「石」。定跡は、意味は同じですが、将棋なのでこの漢字に。定跡は将棋以外にも使います。

②
A 振興　B 進行

振興は、いろいろと手段を講じて物事を盛んにすること。進行は、前に進むこと。また物事がはかどること。

③
A 清算　B 精算

清算は、借金、過去の関係などをなくしてきれいにすること。精算は、費用などを細かく計算すること。

④
A 担架　B 短歌

担架は、2本の棒に布を張った、病人やけが人を運ぶ道具。短歌は、五七五七七の三十一字を基本とする和歌の一形式。

⑤
A 団塊　B 段階

団塊は、固まったもの。「団塊の世代」は、作家の堺屋太一《さかいやたいち》が命名。段階は、物事が進むときのひと区切り。

⑥
A 添加　B 転嫁

添加は、あるものに他のものを付け加えること。転嫁は、責任や罪を人になすりつけること。物事が変化する意味の「転化」ではありません。

⑦
A 普請　B 不審

普請は、家を建てたり、道路工事をしたりすること。不審は、明らかではないこと。はっきりとせず、怪しいこと。

⑧
A 平衡　B 並行

平衡は、水平な天秤《てんびん》のように釣り合いが取れている状態。並行は、並んで進むこと。二つが同時に行われること。

共通する部首を加えて、熟語を完成させてください。

①
也
或

②
主
复

③
且
兑

④
然
尭

⑤
方
責

⑥
壬
帚

⑦
平
侖

⑧
召
戈

⑨
冘
殳

⑩
埶
列

⑪
守
巢

⑫
垂
民

解答

① 地域

② 往復

③ 租税

④ 燃焼

⑤ 紡績

⑥ 妊婦

⑦ 評論

⑧ 超越

⑨ 沈没

⑩ 熱烈

⑪ 狩猟

⑫ 睡眠

共通する部首を加えて、熟語を完成させてください。

① 畐 止

② 日 卓

③ 岡 失

④ 兆 翟

⑤ 旨 方

⑥ 莫 兼

⑦ 㕣 白

⑧ 旨 啇

⑨ 青 唐

⑩ 咅 豕

⑪ 粦 閔

⑫ 義 生

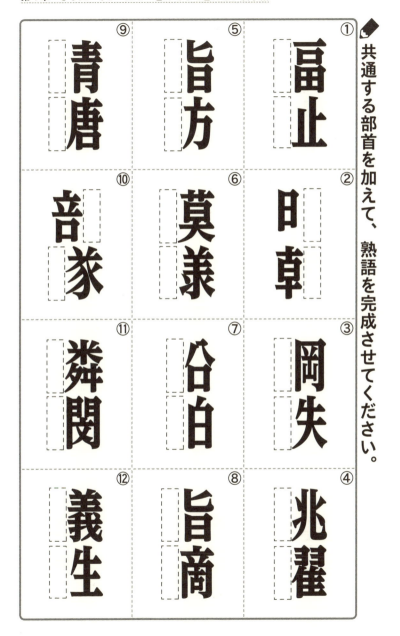

①福祉
②明朝
③鋼鉄
④跳躍
⑤脂肪
⑥模様
⑦船舶
⑧指摘
⑨精糖
⑩部隊
⑪憐憫
⑫犠牲

矢印の方向に読むと熟語になるように、漢字一字を入れてください。

①

短		電
	□	
候		配

②

転		集
	□	
葉		語

③

勉		屈
	□	
欲		調

④

鱗		花
	□	
雪		末

⑤

土		風
	□	
蘭		虫

⑥

現		顔
	□	
割		所

⑦

重		財
	□	
飾		船

⑧

星		講
	□	
標		席

⑨

豊		円
	□	
月		潮

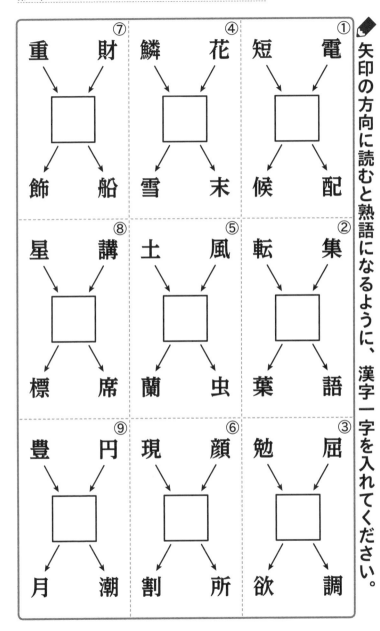

①
電《でんき》　短《たんき》
気
候《きこう》　配《けはい》

②
集《しゅうらく》　転《てんらく》
落
葉《おちば》　語《らくご》

③
屈《くっきょう》　勉《べんきょう》
強
欲《ごうよく》　調《きょうちょう》

④
花《かふん》　鱗《りんぷん》
粉
雪《こなゆき》　末《ふんまつ》

⑤
風《ふうりん》　土《どれい》
鈴
蘭《すずらん》　虫《すずむし》

⑥
顔《かおやく》　現《げんえき》
役
割《やくわり》　所《やくしょ》

⑦
財《ざいほう》　重《ちょうほう》
宝
飾《ほうしょく》　船《たからぶね》

⑧
講《こうざ》　星《せいざ》
座
標《ざひょう》　席《ざせき》

⑨
円《えんまん》　豊《ほうまん》
満
月《まんげつ》　潮《まんちょう》

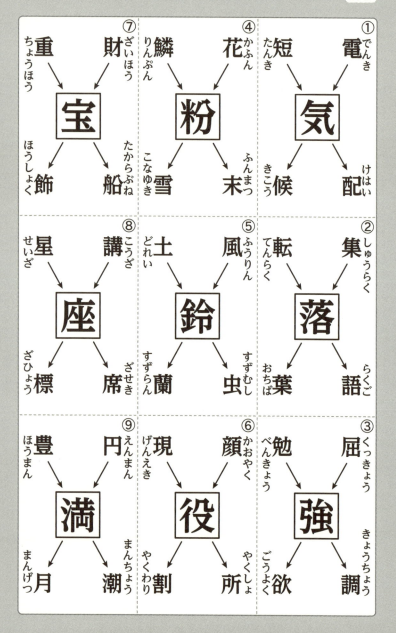

矢印の方向に読むと熟語になるように、漢字一字を入れてください。

①
接　　密
□
陸　　信

②
税　　玄
□
数　　節

③
難　　突
□
門　　滅

④
極　　娯
□
譜　　天

⑤
応　　緊
□
流　　須

⑥
煙　　字
□
下　　府

⑦
皇　　隠
□
間　　候

⑧
忠　　充
□
施　　際

⑨
薬　　珍
□
酥　　覚

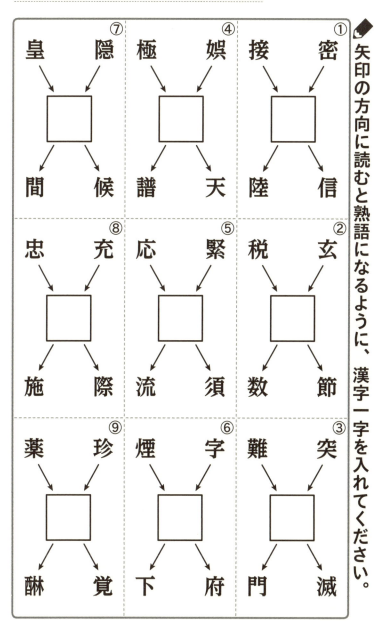

①
- 密《みっちゃく》
- 接《せっちゃく》
- **着**
- 信《ちゃくしん》
- 陸《ちゃくりく》

②
- 玄《げんかん》
- 税《ぜいかん》
- **関**
- 節《かんせつ》
- 数《かんすう》

③
- 突《とっぱ》
- 難《なんぱ》
- **破**
- 滅《はめつ》
- 門《はもん》

④
- 娯《ごらく》
- 極《ごくらく》
- **楽**
- 天《らくてん》
- 譜《がくふ》

⑤
- 緊《きんきゅう》
- 応《おうきゅう》
- **急**
- 須《きゅうす》
- 流《きゅうりゅう》

⑥
- 字《じまく》
- 煙《えんまく》
- **幕**
- 府《ばくふ》
- 下《まくした》

⑦
- 隠《いんきょ》
- 皇《こうきょ》
- **居**
- 候《いそうろう》
- 間《いま》

⑧
- 充《じゅうじつ》
- 忠《ちゅうじつ》
- **実**
- 際《じっさい》
- 施《じっし》

⑨
- 珍《ちんみ》
- 薬《やくみ》
- **味**
- 覚《みかく》
- 醂《みりん》

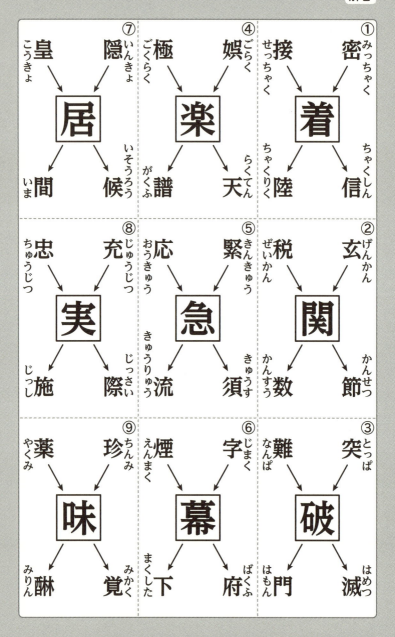

次の言葉を漢字で書いてください。

① なついん
② きどく
③ かるわざ
④ けが
⑤ わぼく
⑥ はしか
⑦ おおむね
⑧ いさぎよい
⑨ てんのうざん
⑩ はんかつう
⑪ あいぁあいがさ
⑫ はてんこう
⑬ どがいし
⑭ げばひょう
⑮ うぞうむぞう
⑯ ききいっぱつ

① **捺印**
判子を押すこと。押印と同じ意味で、押印の読みは「おういん」。

② **既読**
文章を読んだ、ということ。通信アプリでも、この表示が出ます。

③ **軽業**
曲芸。同じくワザと読む「技」は技術的な腕前。「業」は振舞いの意。

④ **怪我**
体に傷を負うこと。「怪我の功名」などことわざに使われることも。

⑤ **和睦**
争いをやめて仲良くすること。睦の訓読みは、むつまじい。

⑥ **麻疹**
発疹《はっしん》と高熱を伴う伝染病で、一度かかると二度はかかりにくいです。

⑦ **概ね**
大体の趣旨。あるいは、大体の意味。「大旨」とも書きます。

⑧ **潔い**
卑怯なところがなく立派なこと。清いに接頭語「いさ」がついた語。

⑨ **天王山**
何度も戦場となった京都と大阪の境にある山。勝敗の分かれ目の意味。

⑩ **半可通**
よく知らずに知ったかぶりをする人。四字熟語なら「一知半解《いっちはんかい》」。

⑪ **相合傘**
一本の傘に二人で入ること。特に男女。落書きにも使われました。

⑫ **破天荒**
今まで誰もしていないことをすること。型破りの意味はありません。

⑬ **度外視**
考えに入れない、問題にしないこと。「どがえし」ではありません。

⑭ **下馬評**
周りのうわさ話。下馬するところで、主人を待つ間の噂話から。

⑮ **有象無象**
世の中にたくさんいる、つまらない人たちのこと。

⑯ **危機一髪**
髪の毛一本ほどの差で、危険が迫っている状態。「一発」は誤り。

次の言葉を漢字で書いてください。

①ねつぞう

②しそ
薬味に――を使う

③みちなり

④ついたて

⑤ふづくえ

⑥ぐれん

⑦ままごと

⑧ならす

⑨はなはだ

⑩だいごみ

⑪きちょうめん

⑫ちょこざい

⑬かじや

⑭こうずか

⑮いちねんほっき

⑯ごりむちゅう

① **捏造**
ありもしないことを、真実のように作りあげること。

② **紫蘇**
古くからある香草で、赤紫蘇は梅干しの着色に用いられます。

③ **道形**
道の形にそって、そのまま進むこと。

④ **衝立**
和室の部屋の仕切りに使う、台のついたふすま、「衝立障子」の略。

⑤ **文机**
読書するときに本を置く、低い机。「ふみづくえ」が縮まりました。

⑥ **紅蓮**
紅色の蓮の花で、真っ赤に燃え上がる炎の色をいいます。

⑦ **飯事**
家事をまねた幼児の遊び。「まま」は、おまんまでご飯のこと。

⑧ **均す**
でこぼこがあるところを平らにすること。「平す」と書くことも。

⑨ **甚だ**
大変、非常に。「甚だ迷惑だ、甚だ以《も》ってけしからん」など。

⑩ **醍醐味**
深い味わい。醍醐は牛乳から作った食品で、極上の味とされます。

⑪ **几帳面**
きちんとした性格のこと。几帳は和室の部屋に置く間仕切り。

⑫ **猪口才**
小生意気なこと。もともとは大したことのない才能の意味。

⑬ **鍛冶屋**
金属を打ち鍛え、刃物や農具などを製造、修理する職業。

⑭ **好事家**
変わったことが好きな人。物好きというよりは風流人。

⑮ **一念発起**
あることをなすために、決心すること。もともとは仏教用語。

⑯ **五里霧中**
深い霧の中で、先がまったく見えない状態。「夢中」と間違いがち。

第5章

読めたら自慢できちゃう難問編

全192問

第5章は、本書で最も難しい問題を集めました。これまでのように、テーマによる分類はせずに、さまざまな分野の言葉がランダムに登場します。第5章の問題が6割以上読めれば、日本語の専門家を相手に自慢できるレベルでしょう。さて、あなたは何問読めますか？

漢字実力レベル診断

何問正解できたか採点して、自分の実力をチェックしてみましょう。

120問正解：博　士レベル

60問正解：秀　才レベル

30問正解：一般人レベル

小手調べ問題です。漢字の読みを答えてください。

① 硯
② 御伽話
③ 鬱陶しい
④ 柘榴
⑤ 砥粉
⑥ 倫敦
⑦ 大山椒魚
⑧ 嗜み
⑨ 雪隠
⑩ 芍薬
⑪ 漱ぐ
⑫ 驢馬
⑬ 銛
⑭ 隧道
⑮ 唐破風
⑯ 饕餮

①すずり
墨を水ですりおろすために使う、石や瓦で作った文房具。

②おとぎばなし
子どもに聞かせる伝説や昔話。夢物語を指すこともあります。

③うっとうしい
心がふさいで晴れ晴れしないこと。邪魔でわずらわしいこと。

④ざくろ
実が熟すと裂けます。種が多いので子孫繁栄、豊穣の象徴にも。

⑤とのこ
粘土を焼いて粉にしたもの。刀剣磨きや漆器の下地に使います。

⑥ロンドン
イギリスの首都、政治・経済の中心地。11世紀以来の首都です。

⑦おおさんしょううお
両生類中の最大種、頭が大きく尻尾がありま す。国の天然記念物。

⑧たしなみ
好み、趣味のこと。日頃の心がけ、節制、心得などにも使います。

⑨せっちん
トイレのこと。「雪に隠れる」なんて、風流な言い方ですね。

⑩しゃくやく
牡丹《ぼたん》に似た植物。初夏に、紅・白などの大形の花を1輪つけます。

⑪くちすすぐ
口の中を洗い清める。うがいをする。「流れに漱ぐ」。

⑫ろば
ウマ科のほ乳類の一種。『王様の耳はロバの耳』の驢馬です。

⑬もり
投げたり突いたりして、魚や鯨などを捕獲する道具。

⑭ずいどう
トンネルのことで『天《あま》城《ぎ》越え』の天城隧道は有名。「すいどう」とも。

⑮からはふ
屋根の三角部分（切《きり》妻《づま》）の一種。反り返った曲線状が特徴。

⑯ひんしゅく
不快に感じて顔をしかめること。「下品な態度で顰蹙を買う」。

小手調べ問題です。漢字の読みを答えてください。

① 蝶番

② 偏に

③ 強談判

④ 鍾馗

⑤ 吃驚

⑥ 古刹

⑦ 鱚

⑧ 恰も

⑨ 如雨露

⑩ 黄泉

⑪ 押し釦

⑫ 柊

⑬ 醤

⑭ 曳航

⑮ 豌豆

⑯ 残滓

①ちょうつがい
開き戸やふたの開閉を自由にするために取りつける金具。

②ひとえに
ただそのことだけを。いちずに。「偏にお願い申し上げます」。

③こわだんぱん
主張を通すため強い調子でかけあうこと。また、その交渉。

④しょうき
疫病を防ぐ中国の神。日本では、五月人形として飾ります。

⑤びっくり
突然のことや意外なことに一瞬驚くこと。かすかに動くさま。

⑥こさつ
由緒ある古い寺のこと。「刹」は梵語《ぼんご》で「寺」を指します。

⑦きす
主に海岸近くの砂底にすむ、夏が旬の魚。天ぷらにすると美味。

⑧あたかも
他のよく似たものにたとえる語。「あたかも戦場のような光景」。

⑨じょうろ
植木などに水をやるのに使う道具。じょろ。元はポルトガル語。

⑩よみ
死後に魂が行くところ。死者が住んでいるという国。冥土。

⑪おしぼたん
指で押して装置を操作する部分。スイッチ・ボタン。

⑫ひいらぎ
モクセイ科の常緑小高木。トゲトゲの葉は節分の魔除けに。

⑬えくぼ
人が笑うとき、ほおにあらわれる小さなくぼみのこと。

⑭えいこう
船が、他の船や荷物を引っ張って航路を行くこと。

⑮えんどう
マメ科の二年草。夏が旬。さやえんどう、グリーンピースなど。

⑯ざんし
容器などの底に残ったかす。残りかす。「旧体制の残滓」。

漢字の読みを答えてください。

① 荏胡麻

② 猿環

③ 乙張り

④ 苛々

⑤ 刈萱

⑥ 寒垢離

⑦ 詰る

⑧ 金盞花

⑨ 云々

⑩ 礬虫

⑪ 鰈

⑫ 熊羆

⑬ 桑港

⑭ 阿る

⑮ 傾城

⑯ 軽羹

① えごま
シソ科の一年草。エゴマ油の健康増進効果で人気上昇中！

② さるかん
釣り道具の一つ。釣り糸の接続などに使う金物の環のこと。

③ めりはり
ゆるめることと張ること。「生活に乙張りをつける」。

④ いらいら
物事が思うようにならず腹立たしいさま。いらだたしい。

⑤ かるかや
ススキに似たイネ科の多年草。根がたわしや刷毛《はけ》の材料に。

⑥ かんごり
寒中に冷水を浴びて心身を清め、神仏に祈願すること。

⑦ なじる
よくない点、不満な点を問いただして責めること。詰問する。

⑧ きんせんか
キク科の越年草。黄金色で盞《さかずき》のような形の花なので、この名に。

⑨ うんぬん
とやかく言うこと。口をはさむこと。「結果を云々するな」。

⑩ くつわむし
キリギリスに似た昆虫。ガチャガチャ鳴くのはオスだそうです。

⑪ かれい
カレイ科の海水魚。淡白な味が特徴。煮付けにすると美味。

⑫ ゆうひ
熊と羆《ひぐま》。勇ましい者のたとえ。どちらでも恐いですね…。

⑬ サンフランシスコ
米国カリフォルニア州の港湾都市。チャイナタウンが有名です。

⑭ おもねる
相手に気に入られようとすること。へつらう。「大衆に阿る」。

⑮ けいせい
国を傾けるほどの絶世の美女。また、太夫《たゆう》などの遊女を指します。

⑯ かるかん
蒸し菓子の一種。白く軽く淡白な味わい。鹿児島県の名菓。

漢字の読みを答えてください。

① 菠薐草

② 遣らずの雨

③ 齲歯

④ 御撰

⑤ 託ける

⑥ 黴菌

⑦ 況や

⑧ 護謨

⑨ 肯んずる

⑩ 晒

⑪ 堆い

⑫ 蚕豆

⑬ 指嗾

⑭ 悉皆屋

⑮ 寿ぐ

⑯ 小火

解答

①
ほうれんそう
野菜の一つで、古くから栽培されています。葉を食用とします。

②
やらずのあめ
帰ろうとする人を、引き止めるかのように降り出す雨。

③
うし
虫歯のこと。「くし」とも読みます。食物の残りカスから発生。

④
ぎょせん
天皇が自ら編集すること。また、その書物のこと。

⑤
かこつける
他の事実を口実にする。言い訳にする。「病気に託けて断る」。

⑥
ばいきん
有害な細菌などの微生物の俗称。有害なもの。「社会の黴菌」。

⑦
いわんや
いうまでもなく。いうに及ばず。

⑧
ごむ
特有の弾性を持つ物質の総称。天然ゴム、合成ゴムなど。

⑨
がえんずる
聞き入れる。承諾する。肯定する。「頑として肯んじない」。

⑩
さらし
水で洗ったあと、日に当てて白くした綿布や麻布。

⑪
うずたかい
物が積み重なって高くなっているさま。「土砂が堆く積もる」。

⑫
そらまめ
さやが空に向かってつくので、この名に。蚕《かいこ》の字は形が似ているため。

⑬
しそう
悪事などを行うよう、そそのかすこと。けしかけること。

⑭
しっかいや
染め物や洗い張りをする店。江戸時代の大坂の店舗が始まり。

⑮
ことほぐ
言葉で祝福する。喜びや祝いの言葉を述べる。「新春を寿ぐ」。

⑯
ぼや
大きくならないうちに消し止めた火事。「小火騒ぎ」。

漢字の読みを答えてください。

① 誤嚥
② 鰓
③ 鶴嘴
④ 消る
⑤ 鹹水
⑥ 窄む
⑦ 醤蝦
⑧ 真鱸
⑨ 疎んじる
⑩ 碁笥
⑪ 亜爾然丁
⑫ 身柱元
⑬ 諳んずる
⑭ 清籟
⑮ 雪ぐ
⑯ 浅葱

① ごえん
異物を誤って飲み込むこと。誤って気道内に食物が入ること。

② えら
魚類などの水生動物が持つ呼吸器。水中の酸素を取ります。

③ つるはし
堅い土を掘り起こすのに用いる道具。鶴の嘴《くちばし》に似た形だから。

④ あやかる
感化されて同じようになる。「あなたの幸運に肖りたい」。

⑤ かんすい
塩からい水。食塩濃度の高い水。海水。反対語は「淡水」。

⑥ すぼむ
小さく縮む。開いているものが閉じる。先がせまく小さくなる。

⑦ あみ
エビに似た節足動物の一種。魚の餌や塩辛・佃煮にもなります。

⑧ まとも
船の船尾正面。船尾正面に受ける風。「この風は真艫だ」。

⑨ うとんじる
親しみを感じられずに遠ざける。うとましいと思うこと。

⑩ ごけ
碁石を入れる、ふたのついた丸い容器。

⑪ アルゼンチン
南米の国。首都はブエノスアイレス。タンゴとワインが有名。

⑫ ちりけもと
えりくびのあたり。くびすじ。「身柱」は灸《きゅう》点《てん》の名称。

⑬ そらんずる
書いたものを見ないで、そのとおりに言う。「そら」で覚える。

⑭ せいらい
清らかな風の音。木々を渡る、さわやかな風の音。

⑮ すすぐ
水で汚れを洗い落とす。恥や汚名を晴らす。「恥辱を雪ぐ」。

⑯ あさつき
ネギの一種。青ネギ・ワケギは別種。薬味に最適ですね。

漢字の読みを答えてください。

① 草臥れる	⑤ 鼎立	⑨ 土耳古	⑬ 背美鯨
② 樹懶	⑥ 転寝	⑩ 投擲	⑭ 尾籠
③ 誰何	⑦ 塗す	⑪ 陶冶	⑮ 微温湯
④ 端倪	⑧ 鍍金	⑫ 臍繰り	⑯ 直垂

①くたびれる
体力を消耗してもう動きたくない状態。使い古しのものの意も。

②なまけもの
貧歯目ナマケモノ科のほ乳類の総称。動作の遅い、木の上の動物。

③すいか
誰かと名を問いただすこと。呼びとがめること。

④たんげい
始まりと終わり。推測すること。「端倪すべからざる事態」。

⑤ていりつ
鼎《かなえ》（古代中国の器）の足のように、三者が対立していること。

⑥うたたね
つい、うとうとと眠ること。「こたつで転寝」。

⑦まぶす
粉などを全面に付着させること。「パン粉を塗す」。

⑧めっき
金属などの表面を、他の金属の薄い膜で覆うこと。「金鍍金」。

⑨トルコ
中東アジアの国。首都はアンカラ。ヨーロッパへの入口です。

⑩とうてき
投げうつこと。投げること。陸上競技の「投擲競技」の略。

⑪とうや
陶器や鋳物を作る。転じて、人の性質や才能を育てること。

⑫へそくり
内職や倹約で、こっそり貯めたお金。主婦の腕の見せどころです。

⑬せみくじら
ヒゲクジラの一種。全長17m《メートル》ほど。背びれがなく全身が黒い。

⑭びろう
不潔なこと。口にするのがはばかられること。「尾籠な話」。

⑮ぬるまゆ
温度の低い湯。ぬるい湯。刺激や緊張のない生活にもいいます。

⑯ひたたれ
幕府に出仕する際の武家の礼服。浅野内匠頭《あさのたくみのかみ》が着ていました。

漢字の読みを答えてください。

① 戦く

② 不埒

③ 辺鄙

④ 遍く

⑤ 緋毛氈

⑥ 紐育

⑦ 叢

⑧ 万朶

⑨ 蔓延る

⑩ 面映ゆい

⑪ 木乃伊

⑫ 優曇華

⑬ 乖離

⑭ 仄々

⑮ 拵え

⑯ 俚諺

①**おののく**
恐ろしさや不安などで体や手足がふるえること。わななく。

②**ふらち**
道理から外れていて不届きである様子。「不埒なやつだ」。

③**へんぴ**
都会や中心から離れていて不便であること。「辺鄙な地」。

④**あまねく**
漏れなく広く行き渡っている様子。

⑤**ひもうせん**
動物の毛で作られた敷物のうち、紅色のもののこと。

⑥**ニューヨーク**
米国、ニューヨーク州にある大都市。「眠らない街」とも。

⑦**くさむら**
草が集まり、群がって生えているところ。

⑧**ばんだ**
花がついて垂れ下がった、たくさんの枝。また、多くの花。

⑨**はびこる**
よくないものが勢いにのって広まること。

⑩**おもはゆい**
きまりが悪く、顔を合わせることが恥ずかしいこと。

⑪**ミイラ**
人間や動物の死体を、元に近い形で保存できるようにしたもの。

⑫**うどんげ**
仏教では、三千年に一度花が咲くといわれている植物。

⑬**かいり**
ものごとが離ればなれになること、またその状況。

⑭**ほのぼの**
ほのかに暖かさが感じられる様子。ほんのり。

⑮**こしらえ**
物の出来上がった状態。支度や身づくろいの意味もあります。

⑯**りげん**
昔から人々に言い伝えられてきた、ことわざのこと。

漢字の読みを答えてください。

① 諍い
② 傀儡
③ 凭れる
④ 飯盒炊爨
⑤ 匍匐
⑥ 匕首
⑦ 曼陀羅華
⑧ 斉か
⑨ 吝嗇家
⑩ 咄嗟
⑪ 衒う
⑫ 聴牌
⑬ 鉈
⑭ 喇叭
⑮ 媚び諂う
⑯ 悋気

①いさかい
けんかや言い争いのこと。「諍いが起こる」。

②かいらい
操り人形のこと。「くぐつ」、「でく」とも読みます。

③もたれる
人やものに寄りかかって、体の重みを預けること。

④はんごうすいさん
キャンプや登山など、屋外で飯盒を使って、米を炊くこと。

⑤ほふく
手や足を使いながら腹ばいになって、前進すること。

⑥あいくち
短い刀のうち、鍔《つば》のないもののこと。「懐中に匕首をのむ」。

⑦まんだらげ
仏教では、見た人の心を楽しませるという美しい花のこと。

⑧やぶさか
思いきりの悪い様子。「やぶさかでない」は「喜んでする」の意。

⑨りんしょくか
けちで物惜しみをする人のこと。「彼らは皆吝嗇家だ」。

⑩とっさ
たちどころにという意味。ごくわずかな時間。

⑪てらう
自分の優れた知識や才能を、見せびらかすこと。誇示する。

⑫てんぱい
麻雀で、あがるために必要な牌があと一枚という状況のこと。

⑬なた
大型で幅の広い刃物のこと。山林の作業でよく使います。

⑭らっぱ
吹き口がつき、先が広がった金属製の楽器のこと。

⑮こびへつらう
人の気に入ることを言って、機嫌をとったりすること。

⑯りんき
主に男女間でやきもちを焼くこと、嫉妬すること。

漢字の読みを答えてください。

① 懶惰

② 貶す

③ 撓る

④ 擂粉木

⑤ 框

⑥ 橈骨

⑦ 漲る

⑧ 惻隠の情

⑨ 錚々

⑩ 鬩ぎ合い

⑪ 澪標

⑫ 炯眼

⑬ 犇く

⑭ 狡休み

⑮ 瘡蓋

⑯ 苧環

①らんだ
面倒くさがったり、怠けたりする様子。「懶惰な生活を送る」。

②けなす
人の悪い点をあげて非難すること。「彼は人を貶してばかりだ」。

③しなる
柔らかく、弾力があって、曲がっても折れない様子。

④すりこぎ
すり鉢で何かをするときに使う棒のこと。

⑤かまち
戸や障子などの枠に使われる木のこと。

⑥とうこつ
手首にある二本の骨のうち、太いほうの骨のこと。

⑦みなぎる
力や感情が、溢れんばかりにいっぱいになる様子。

⑧そくいんのじょう
他人を哀れに思う気持ち。同情する気持ち。

⑨そうそう
多くのものの中で、傑出している様子。「錚々たる顔ぶれ」。

⑩せめぎあい
二つのものが対立し、決着のつかないまま争っている様子。

⑪みおつくし
船の航路を示す水上の標識のこと。

⑫けいがん
眼光が鋭い様子。ぎらぎらと光る目。「炯眼人を射る」。

⑬ひしめく
大勢の人が集まって、押し合うようにうごめいている様子。

⑭ずるやすみ
職場や学校を、正当な理由がないのに欠席すること。

⑮かさぶた
にじみ出た体液から作られ、傷口を塞ぐ役割をする。

⑯おだまき
紡いだ麻糸を巻いて、中を空洞に、外側を丸くしたもの。

漢字の読みを答えてください。

① 眩暈
② 膾炙
③ 煇
④ 矍鑠
⑤ 簪
⑥ 綽名
⑦ 緘口令
⑧ 繙く
⑨ 罅
⑩ 蟠り
⑪ 裃
⑫ 襤褸
⑬ 蹲る
⑭ 飄々
⑮ 髀肉
⑯ 誑かす

① めまい
目が回って倒れそうになること。目がくらむ。

② かいしゃ
人々の評判になって、世間に広く知れ渡っていること。

③ あかぎれ
寒さなどによる乾燥で、手足の皮膚が切れること。

④ かくしゃく
年老いても、心身ともに丈夫で元気であること。

⑤ かんざし
女性の髪にさす装身具、飾りのこと。

⑥ あだな
本名の他につける愛称、ニックネーム。

⑦ かんこうれい
体制側に不利な発言や情報を、他人に言うのを禁止すること。

⑧ ひもとく
書物を開いて、読むこと。「歴史を繙く」。

⑨ ひび
物に入った割れ目や裂け目のこと。

⑩ わだかまり
心の中で解消されずに残っている、不満などの感情のこと。

⑪ かみしも
江戸時代の武士の礼服。庶民の礼服としても用いられた。

⑫ ぼろ
使い古して、ぼろぼろになった布きれのこと。

⑬ うずくまる
体を丸めてしゃがみ込むこと。「道端に蹲る」。

⑭ ひょうひょう
性格や態度が世間一般と異なり、とらえどころがない様子。

⑮ ひにく
内ももの肉。「髀肉の嘆《たん》」は、名を上げる機会に恵まれないこと。

⑯ たぶらかす
嘘をついたりして、人を欺くこと。だまし惑わすこと。

漢字の読みを答えてください。

① 雲霓
② 急度
③ 咲う
④ 蓂莢
⑤ 寸々
⑥ 鈍（鈍ら）
⑦ 説道
⑧ 掻敷
⑨ 抑
⑩ 蒿苣
⑪ 態々
⑫ 探湯
⑬ 等閑
⑭ 嘯く
⑮ 蜷局
⑯ 譫言

①
うんげい
雲と虹。「大旱《たいかん》の雲霓」は、ひどく待ち焦がれることのたとえです。

②
きっと
「必ず」の意の「きっと」の当て字。「彼なら急度成功する」。

③
わらう
昔の中国では「咲」と「笑」は同じ意味の漢字でした。

④
ござ
藺草《いぐさ》の茎を細かく編んで作った敷物。

⑤
ずたずた
細かく切った様子。夏目漱石は「寸断寸断」という当て字を使用。

⑥
なまくら
切れ味の悪い刃物や、怠け者のことです。

⑦
いうならく
人の言うことには。聞くところによると。

⑧
かいしき
食べ物を器に盛るとき、下に敷く葉っぱや紙のこと。

⑨
そもそも
今までの議論を一旦「抑」え、根本に立ち返るという接続詞。

⑩
ちしゃ
レタスやサラダ菜などの野菜。「球萵苣」はレタスの別名です。

⑪
わざわざ
ついでではなく、そのためだけに行うさま。「態々現場を視察する」。

⑫
くかたち
熱湯に手を入れて、その人の正邪を判断する古代日本の裁判法。

⑬
なおざり
いい加減、おろそかにするさま。「おざなり」とは微妙に違います。

⑭
うそぶく
大きなことを言ったり、ほらを吹くこと。豪語する。

⑮
とぐろ
蛇が体を巻いている様子。腰が重く、動かない人にも使います。

⑯
うわごと
寝言や戯言《たわごと》のこと。「熱にうかされ、譫言を言う」。

漢字の読みを答えてください。

①慫慂
②劈く
③衍文
④滾々
⑤北叟笑む
⑥朶頤
⑦簷滴
⑧聳動
⑨魘される
⑩蝦蛄
⑪轆轤
⑫鉞力
⑬鞴
⑭傅く
⑮縹渺
⑯驀地

①しょうよう
誘いかけて、しきりに勧めること。

②つんざく
強い力で勢いよく突き破ること。「耳を劈くような悲鳴」。

③えんぶん
印刷物などに誤って差し込まれた、不要の文言のこと。

④こんこん
水などがつきることなく湧き出る様子。

⑤ほくそえむ
思いどおりに事が運んだことに満足し、一人ひそかに笑う様子。

⑥だい
顎《あご》を動かして食べること。食欲盛んなこと。

⑦えんてき
屋根の軒先から落ちる水滴のこと。

⑧しょうどう
恐れおののき、動揺すること。また、驚かして動揺させること。

⑨うなされる
恐ろしい夢などを見て、眠ったまま苦しそうな声を上げていること。

⑩しゃこ
外見がエビに似た甲殻類の生き物。浅海の泥底にすんでいます。

⑪ろくろ
円形の陶磁器などを作る際に使われる、回転する台のこと。

⑫ぶりき
錫《すず》をめっきした鋼板のことで、缶詰などに使われます。

⑬ふいご
金属の加工などに使われる、火力を強めるための送風装置のこと。

⑭かしずく
一人に仕えて奉仕すること。大事に世話をすること。

⑮ひょうびょう
広々として、果てしなく広がっている様子。

⑯まっしぐら
一つの目標や物に向かって、激しい勢いで突き進む様子。

● **参考文献**

『広辞苑 第六版』岩波書店／『大辞林 第三版』三省堂／『新明解四字熟語辞典 第二版』三省堂／『漢検 四字熟語辞典 第二版』日本漢字能力検定協会／『新明解故事ことわざ辞典 第二版』三省堂／『岩波 ことわざ辞典』岩波書店／『日本語源大辞典』小学館

編著　朝日脳活ブックス編集部

【スタッフ】
編集協力　楠本和子・水落直紀（オフィス303）
カバーデザイン　VACクリエイティブ
本文デザイン　淺田有季（オフィス303）
イラスト　江口修平
校正　関根志野

朝日脳活《あさひのうかつ》ブックス
思《おも》いだしトレーニング　漢字《かんじ》　熟語《じゅくご》・ことわざ

発行者　片桐圭子
発行所　朝日新聞出版
〒104-8011　東京都中央区築地5－3－2
（お問い合わせ）
infojitsuyo@asahi.com
印刷所　中央精版印刷株式会社

Published in Japan by Asahi Shimbun Publications Inc.
ISBN 978-4-02-333101-3

定価はカバーに表示してあります。
落丁・乱丁の場合は弊社業務部（電話03-5540-7800）へご連絡ください。
送料弊社負担にてお取り替えいたします。